Franz Binder, Josef Wahler

Zucker – der süße Verführer

Franz Binder, Josef Wahler

Zucker – der süße Verführer

Alles Wissenswerte und
praktische Gesundheitstipps

VAK

VAK Verlags GmbH
Kirchzarten bei Freiburg

Bibliografische Information Der Deutschen Bibliothek
Die Deutsche Bibliothek verzeichnet diese Publikation in der Deutschen Nationalbibliografie; detaillierte bibliografische Daten sind im Internet über http://dnb.ddb.de abrufbar.

(Diese Ausgabe ist eine vollständig überarbeitete Fassung des Titels *Zucker – nein danke.* Die Auflagen 1 bis 6 erschienen 1987 bis 1995 unter der ISBN 3-453-00935-5 im Wilhelm Heyne Verlag, München.)
Lektorat: Nadine Weber
Umschlag: Hugo Waschkowski, Freiburg
Gesamtherstellung: MediaPrint, Paderborn
Printed in Germany
ISBN 3-935767-37-4

Inhalt

Vorwort von Dr. M. O. Bruker 8
Einleitung 11

Teil 1: Alles über Zucker 13

Was ist Zucker? Ein wenig süße Theorie 14

Zuckerrohr und Zuckerrübe – die natürlichen Lieferanten / Zuckerherstellung: Vom Naturprodukt zum Kunststoff / Das weiße „Naturprodukt" / Zucker ist nicht gleich Zucker / Die Kalorien-Gleichmacherei / Ein wenig „Zuckerchemie" / Kleines Zuckerlexikon / Einer süßer als der andere / Das süße Milliardengeschäft / Irreführende Werbung

Von Alexander dem Großen zum Dauerlutscher. Die Geschichte des Zuckers 36

Am Anfang war der Honig / „Honig ohne Bienen" / Die Christen kommen auf den Geschmack / Süße neue Welt / „Blutzucker" / Zucker: Medizin und Luxusgut / Zucker aus der Rübe / Die großen Feldherren lieben den Zucker / Zucker in rauen Mengen / Zucker ist Macht

Die Zuckerbombe. Die süße Droge im Körper 47

Karies liebt Zucker / Zucker: Energie für Bakterien / Bei Zucker wird jeder Zahn schwach / Reizender Zucker / Der Vitaminräuber schlägt zu / Insulinalarm / Der glykämische Index / Hypoglykämie – Unwohlsein „ohne Ursache" / Macht Zucker kriminell? / Zucker macht Sportler schlapp / Macht Zucker süchtig? / Essen wir zu viel Zucker?

Macht Zucker krank? Das bittere Ende des süßen Lebens 71

Die schleichenden Leiden unserer Zeit / Krank durch Unwissenheit / „Zucker. Der Krankmacher" / Zum Beispiel Diabetes / Zum Beispiel Fettleibigkeit / Zum Beispiel Arteriosklerose / Zum Beispiel Immunschwäche / Zum Beispiel Degeneration / Freispruch für den Zucker? / „Käufliche Wissenschaft" / Der Zorn der süßen Herren / Es geht um die Gesundheit des Menschen

So ein süßes Dickerchen ... Das bunte Zuckerparadies der Kinder 87

„Zucker fördert das Wachstum von Kindern" / Von Geburt an süß / Bonbonpädagogik / Kinder sind brave Konsumenten / „Habe keinen Hunger – außer auf Süßes" / Schlechte Noten für den Zucker / Was können Eltern tun?

Teil 2: Zucker – nein danke! 97

Das Anti-Zucker-Programm in sieben Schritten . . . 98

Schritt 1: Wie viel Zucker esse ich? 100

Der süße Feind liegt im Hinterhalt / Zuckergehalt von Nahrungsmitteln und Getränken / Der erste praktische Schritt / Die Liste bringt es an den Tag ... / Zusammenfassung Schritt eins

Schritt 2: Zucker in Küche und Vorratskammer 111

Zutatenlisten lesen lernen / Vorsicht „ungezuckert" / Vorsicht „gesund" / Aufschlussreiche Inventur / Zusammenfassung Schritt zwei

Schritt 3: Konsequenzen ziehen und Ziele setzen .. 117

Persönliche Ziele setzen / Süße Alternativen / Zusammenfassung Schritt drei

Schritt 4: Richtig einkaufen 132

Lebensmittel und Nahrungsmittel – ein altes Missverständnis / Der Kalorien-Irrtum / Und die Vitamine? / Nur die Qualität zählt / Ein Fließbandprodukt moderner Chemie: Güteklasse Extra / Bevorzugen Sie ökologische Produkte! / Zusammenfassung Schritt vier

Schritt 5: Experiment: Gesund leben 142

Sieben Feinde gesunder Ernährung / Gesundes Essen macht Spaß / Zusammenfassung Schritt fünf

Schritt 6: Den Standard halten 156

Die Grundprinzipien gesunder Ernährung / Einige praktische Tipps / Zusammenfassung Schritt sechs

Schritt 7: Zucker ade! 161

Zusammenfassung Schritt sieben

Literaturverzeichnis 164
Über die Autoren 174

Vorwort von Dr. M. O. Bruker

Schon zu manchem Buch habe ich ein Vorwort geschrieben, aber noch nie mit so großer Freude und voller Hoffnung, dass das Buch weiteste Verbreitung findet. Dieser Wunsch begleitet natürlich jedes Buch; aber das Thema „Zucker“ ist insofern eine Ausnahme, als das gesundheitliche Schicksal eines jeden einzelnen Menschen, in höherem Maße als allgemein bekannt, davon abhängt, welche Entscheidung er über sein Verhalten zu dem Stoff Zucker trifft. Seine Entscheidung ist allein von seinem Wissensstand abhängig. Die zukünftige Gesundheit der Völker wird also davon bestimmt, in welchem Maße es gelingt, dieses Wissen zu verbreiten. Ich kann mir keine bessere Grundlage zur Erfüllung dieser Aufgabe vorstellen, als das vorliegende Buch. Den mutigen Autoren und dem noch mutigeren Verlag gebührt daher größter Dank, dass sie es gewagt haben, den Kampf gegen den Gesundheitsfeind Nummer eins aufzunehmen und damit einer Weltmacht, der Zuckerindustrie, entgegenzutreten. Allein in der Bundesrepublik sind es Milliarden Euro, die im Laufe der letzten Jahrzehnte die Zuckerindustrie aufgewendet hat, um den Fabrikzucker als etwas Positives im höchsten Glanze erscheinen zu lassen. Und dabei wird kein Wort über die Gesundheitsschädigung verloren! Die Werbung geschieht nicht nur offen, sondern spielt sich in größerem Umfang in versteckter Form ab, indem jede Art der Publizistik benützt wird, um die Menschen zu immer vermehrtem Zuckergenuss, als er lebens- und gesundheitsfördernd ist, anzuregen und zu verführen. Der harmlose Bürger kann nicht erkennen, dass hinter den als „Gesundheitsratschläge“ getarnten Aufsätzen die Werbeagenturen der Zuckerindustrie stecken. Es ist höchste Zeit, dass dem gigantischen Ausmaß der nur positiven Darstellung der Zuckerwirkung auf den Organismus eine objektive Darstellung der Problematik des Fabrikzuckers entgegengesetzt wird.

Das vorliegende Werk kann infolge seiner Gründlichkeit und Vollständigkeit das Standardwerk der Zukunft über den Zucker werden. Denn es gibt keine Frage, die nicht in objektiver Weise auf der Basis exakter Naturwissenschaft beantwortet ist. Bisher lag die Last der

Aufklärung über die gesundheitszerstörende Wirkung der isolierten Fabrikzuckerarten über Jahrzehnte allein auf Broschüren von mir und meinem Buch „Zucker, Zucker… krank durch Fabrikzucker“. Das vorliegende umfassende Werk begrüße ich als unterstützenden Partner und hoffe, dass damit eine größere Bresche gegen die bisher falsche Unterrichtung der Bevölkerung geschlagen werden kann.

Ich persönlich werde alle meine Möglichkeiten einsetzen, damit das Buch ein Bestseller auf dem Gebiet der Gesundheitsliteratur zum Wohle der Menschen wird. Da es sich um ein weltweites Problem handelt, wird das Buch keine nationalen Grenzen haben, sondern von internationaler Bedeutung sein.

Aber auch jeder Einzelne, der das Glück hat, Bekanntschaft mit diesem Buch zu machen, sollte aus Gründen der Nächstenliebe dafür sorgen, dass jeder in seiner Umgebung dieses Buch liest, um durch dieses Grundwissen absolut gefeit zu sein gegen die raffinierte unwahre Darstellung der Zuckerwirkung in der üblichen Literatur. Ein besonderer Wert des Buches liegt auch darin, dass es nicht nur die Gefährlichkeit der Süßigkeiten aufzeigt, sondern auch konkret klare Wege aufweist, wie der Zuckergenuss ohne Einbuße der Lebensfreude eingeschränkt werden kann. Durch die Beseitigung zahlreicher körperlicher und seelischer Unpässlichkeiten durch Einschränkung des süßen Genussmittels, wird im Gegenteil eine höhere Lebensqualität erreicht. Besonders zu begrüßen ist, dass die Autoren auch auf andere schädliche Faktoren der zivilisierten Nahrung hinweisen, wie Fabrikfette, Auszugsmehle, Fleischkonsum, Schadstoffe, auch wenn dies nicht direkt zum Thema gehört.

Dr. M. O. Bruker, Arzt für innere Medizin, Lahnstein

Dr. M. O. Bruker schrieb sein Vorwort zum ersten Erscheinen dieses Buches im Jahre 1987. Seither hat das Buch eine Reihe von Auflagen erlebt, wurde mehrmals überarbeitet und auf den neuesten Stand gebracht. Stets jedoch wurde das Buch von diesem Vorwort eingeleitet. Die erneute Veröffentlichung dieses Textes in der vorliegenden überarbeiteten Neuauflage des Zuckerbuches soll an den großen Pionier der ganzheitlichen Ernährungslehre erinnern, der am 6. Januar 2001 im Alter von 91 Jahren in seinem Gesundheitszentrum in Lahnstein verstarb. Über 60 Jahre war er im Dienste ganzheitlicher Gesundheitslehre medizinisch tätig und seine 30 Bücher erreichten eine Gesamtauflage von über drei Millionen Exemplaren. Ohne seine hervorragende Forschungs- und Aufklärungsarbeit wäre auch unser Buch nicht möglich gewesen.

München, im Januar 2004
Die Autoren

Einleitung

Was ist das? Es ist weiß wie Schnee, rein wie die Unschuld, süßer als süß. Es ist unbegrenzt haltbar. Wir essen es in Mengen, obwohl wir es kaum je pur zu uns nehmen. Es löst sich in Wasser und lässt sich problemlos mit allen nur denkbaren Speisen und Getränken verarbeiten, und unser Leben wäre ohne es wahrlich kein ...schlecken.

Raffinierter Zucker, Saccharose, $C_{12} H_{22} O_{11}$, ein „Nahrungsmittel", von dem es heißt, es sei ein unentbehrlicher Energiespender, das in Wirklichkeit für den Körper aber so notwendig ist wie Alkohol, Zigarettenrauch oder Drogen. Der Vergleich ist nicht so weit hergeholt, wie es auf den ersten Blick scheinen mag – die meisten von uns sind seit frühester Kindheit an die süße Substanz in ihren vielfältigen Erscheinungsformen gewöhnt, oder sogar süchtig nach ihr. Sie ist so sehr Teil unserer tagtäglichen Ernährungsgewohnheiten geworden, wir sind so auf süßen Geschmack getrimmt, dass wir es kaum noch merken, wenn wir sie zu uns nehmen. Denn Fabrikzucker begegnet uns nicht nur in Schokolade und in der Zuckerdose, sondern in Säuglingsnahrung, Kindertee, Limonade, Kondensmilch, Müsli, Tomatenketchup, Wurst, Kartoffelpuffern, Fruchtnektar, Salatsoße, Sekt und unzähligen anderen Nahrungs- und Genussmitteln, die wir jeden Tag zu uns nehmen, ohne auch nur im Entferntesten an Zucker zu denken. Die wenigsten von uns haben Kontrolle über ihren Zuckerkonsum und die alarmierenden Zahlen über unseren Zuckerverbrauch stoßen gewöhnlich auf Verwunderung und Unglauben.

Rund 45 Kilogramm raffinierten Zucker nimmt der durchschnittliche Verbraucher in Deutschland jährlich zu sich, das sind 125 Gramm – 25 Teelöffel – täglich! Viele Kinder, von wohlmeinenden Eltern und Verwandten mit Naschwerk verwöhnt und von der Werbung angestachelt, damit sie auch noch den letzten Cent ihres Taschengeldes in Süßwaren umsetzen, essen im Jahr das Mehrfache ihres eigenen Körpergewichts an Zucker und fügen ihrem wachsenden Organismus einen Schaden zu, der sich kaum wieder gutmachen lässt. Begriffe wie „Zuckergewöhnung", „Zuckergier" und „Zuckersucht" sind unter Ernährungswissenschaftlern längst zum Synonym für eine der schwer wiegendsten Ernährungsstörungen mit fatalen

Auswirkungen auf die Gesundheit geworden. Zucker ist das wohl traurigste und gefährlichste Produkt unserer Zivilisationskost, denn kein anderes Nahrungsmittel in der Geschichte hat die Ernährungsgewohnheiten der Menschheit so drastisch zum Negativen verändert. Der Schweizer Wissenschaftler Dr. Kieffer nennt Zucker „einen schwarzen Schandfleck auf dem Speisezettel der zivilisierten Völker".

Die Industrie preist ihre süße Verführung mit Slogans wie „Ohne Zucker wär' das Leben halb so süß" als Grundnahrungsmittel und natürliche Energie an. In unzähligen Büchern, Broschüren und Artikeln aber hat Zucker andere Namen: Kalorienbombe, Vitaminräuber, Zahnkiller, Krankmacher, Schadstoff, Nahrungsgift, süße Droge, süßes Gift, Zerstörer des Lebens und andere. Immer mehr Ärzte und Ernährungswissenschaftler klagen den Zucker an: Diese saubere, süße und harmlos aussehende Substanz ist eher eine Droge als ein Nahrungsmittel, ein Genussmittel, das süchtig machen und unsere Gesundheit ruinieren kann. Ein Zuviel davon hat zwei Hauptwirkungen: Es macht dick und es macht krank.

Wer hat Recht? Die milliardenschwere Zuckerindustrie und ihre Marketing-Strategen, die uns Zucker als Teil einer ausgewogenen Ernährung verkaufen wollen? Oder die Ärzte und Forscher, die tagaus, tagein mit den modernen Zivilisationskrankheiten, mit Zahnverfall, Diabetes, Herz- und Gefäßerkrankungen, Stoffwechselstörungen, Fettleibigkeit, Magen- und Darmproblemen, psychischen Störungen und vielen anderen mehr konfrontiert sind? Das vorliegende Buch nimmt unser süßes Leben unter die Lupe. Es bringt Fakten und Hintergrundinformationen über den süßen Stoff, beschreibt seine Wirkungen auf Körper und Geist und nennt die verborgenen Quellen, die für einen Großteil unseres Zuckerkonsums verantwortlich sind.

Doch damit nicht genug. Es will auch eine praktische Hilfe sein, unser persönliches süßes Problem in den Griff zu bekommen. Ein einfaches Anti-Zucker-Programm in sieben Schritten mit vielen Tipps für eine gute und gesunde Ernährung ermöglicht den problemlosen Ausstieg aus unserem übersteigerten Zuckerkonsum. Das Reduzieren oder völlige Absetzen von Zucker von unserem Speiseplan ist der Einstieg in eine neue gesunde Ernährung, die sich völlig unseren individuellen Bedürfnissen anpasst und ohne Kalorienfanatismus und starre Verbote auskommt. Es führt zu einer flexiblen und bewussten Lebensweise, die für Sie und Ihre Familie ein Weg zu mehr Gesundheit und Wohlbefinden sein kann.

Teil 1

Alles über Zucker

Was ist Zucker?
Ein wenig süße Theorie

„Da geht sie auf'n Kaffee mit rauf und er hat nicht mal Zucker da." Die hübsche junge Dame in der Anzeige der Zuckerindustrie macht deshalb ein höchst unzufriedenes Gesicht, auf dem sich auch der zweite, etwas kleiner gedruckte Werbeslogan auszudrücken scheint: „Ohne Zucker iss nich'."

Mit solchen „auf lässig" getrimmten Sprüchen versuchte die süße Industrie in der Werbekampagne 1998 die Botschaft „Zucker schenkt dem Leben Genuss" den Verbrauchern nahe zu bringen. Einige Jahre zuvor wurde in der Zuckerwerbung noch das Märchen vom gesunden Zucker verbreitet: „Zucker ist ein durch und durch natürlicher Stoff. So wie das Radieschen vom Lande kommt, so kommt auch er vom Land. 90.000 deutsche Bauern liefern nach jeder Ernte dicke, saftige Zuckerrüben an die Zuckerfabriken. Und die gewinnen daraus schonend und mit viel Sorgfalt den reinen, natürlichen, gesunden Zucker. Ohne Zucker wäre das Leben halb so süß." Da solche Phrasen mittlerweile wohl auch der Durchschnittsverbraucher nicht mehr glaubt, der sich kaum Gedanken über gesunde Ernährung macht, setzt die Zuckerindustrie jetzt auf Lifestyle-Werbung. Genuss ist das Leitthema: Ohne Zucker kein Genuss. Und wer keinen Zucker im Haus hat, der hat ganz offenbar auch kein Glück in der Liebe. „Ohne Zucker iss nich'!"

Bevor wir in Panik geraten und unseren Zuckerkonsum noch weiter steigern, sollten wir untersuchen, was am „Naturprodukt Zucker" wirklich dran ist und welche Rolle er in Bezug auf unsere Gesundheit spielt. Vielleicht lautet am Ende unser persönlicher Slogan dann eher: „Zucker ess' ich nich'."

Zuckerrohr und Zuckerrübe – die natürlichen Lieferanten

Ursprünglich wurde Zucker nur aus Zuckerrohr gewonnen, einer Pflanze aus der Gattung der Bartgräser, die in tropischen bis subtropischen Gebieten vorkommt und zur Zuckergewinnung kultiviert wurde.

Anfang des letzten Jahrhunderts fand man heraus, dass sich auch aus unseren heimischen Rüben Zucker gewinnen lässt. Diese revolutionäre Entdeckung, die unabhängig machte von den Zuckerkolonien in Übersee, von langen Frachtwegen und teuren Zöllen, ließ aus dem bislang teuren und exotischen Gewürz Zucker das billige Massenkonsumgut unserer Tage werden. In den „klassischen" Zuckerländern wird Zucker weiterhin aus dem Rohr gewonnen – rund 74 Prozent des weltweit gewonnenen Zuckers stammen aus Zuckerrohr. In den meisten Ländern der Dritten Welt wird Zuckerrohr in Monokulturen angebaut, die den Boden stark auslaugen und immer mehr natürliche fruchtbare Lebensräume zerstören, weil für das süße Rohr ständig neue Anpflanzungsgebiete erschlossen werden müssen. Ganze Länder wurden auf diese Weise schon vom Zuckerrohr zersetzt. Dass diese systematische Zerstörung von fruchtbarem Land, auf dem man auch wirkliche Nahrungspflanzen anbauen könnte, immense Probleme mit sich bringt, versteht sich von selbst.

Der aus Zuckerrohr gewonnene Zucker unterscheidet sich übrigens nicht vom Zucker aus Rüben. Rohr- und Rübenzucker sind in ihrem chemischen Aufbau sowie in ihren Eigenschaften und Wirkungen gleich. Das Zuckerrohr enthält zwischen 10 und 14 Prozent Zucker, die Zuckerrübe zwischen 16 und 18 Prozent. (Allerdings nur die hochgezüchtete „moderne" Zuckerrübe – die Rüben, aus denen vor fast 200 Jahren erstmals Zucker gewonnen wurde, brachten es auf ganze 6 Prozent Zuckergehalt.) Weltweit nimmt die Zuckererzeugung stetig zu. Insgesamt 119 Länder erzeugen Zucker. Für 2002/03 belief sich die Gesamtproduktion von Rohr- und Rübenzucker auf über 144 Millionen Tonnen. Obwohl sich der Preisverfall auf dem Weltzuckermarkt weiter fortsetzt, liegt der Welthandel mit Zucker bei einem derzeitigen Volumen von 44,1 Millionen Tonnen und wächst weiter. Man sieht, das Zuckergeschäft ist ein enormer wirtschaftlicher und politischer Machtfaktor.

Die Zuckerrübe (Beta vulgaris), Lieferant unseres heimischen Zuckers, ist eine durch Züchtung erzielte Abart der Runkelrübe und gehört zur Familie der Gänsefußgewächse. Sie ist eine zweijährige Pflanze, die im ersten Jahr eine dicke fleischige Wurzelrübe und eine Blattrosette ausbildet, im zweiten Jahr einen hohen, reich verzweigten Blütenstand mit Hunderten von Einzelblüten. Die Zuckerrübe gilt als die leistungsfähigste Kulturpflanze Mitteleuropas. In der Bundesrepublik werden im Jahresdurchschnitt ungefähr 51 Tonnen pro Hektar geerntet. Dass bei solchen Rekorderträgen auch die chemische Industrie eine Rolle spielt, ist klar. Die Zuckerrübe gehört zu den am stärksten künstlich gedüngten Feldfrüchten. Chemische Mittel gegen Unkraut, Ungeziefer und Pilzbefall werden gleich mit der Saat in den Boden gegeben (das Saatgut ist in einer mit solchen Substanzen angereicherten Hüllmasse eingebettet) und rieseln auch später noch in großen Mengen auf die Felder nieder. Die Saatzuchtfirmen beschäftigen sich damit, immer höhere Zuckererträge durch immer „bessere" Rüben heranzuzüchten. Natürlich soll auch die Gentechnik bei der Zucht der „Superrübe" helfen. Eine „transgene Zuckerrübe" gehörte zu den ersten Pflanzen, die in den neunziger Jahren beim Bundesgesundheitsamt zur Zulassung angemeldet wurden. Der Anbau von transgenen Zuckerrüben bleibt indes nicht ohne Folgen für die Umwelt: Bei einem permanenten Anbau verdrängt unabhängigen Studien zufolge die genmanipulierte Zuckerrübe innerhalb von sechs Jahren die Wildrüben völlig.

Im Wirtschaftsjahr 2002/03 haben die deutschen Landwirte auf etwa 455 000 Hektar Agrarfläche Zuckerrüben angebaut. Daraus wurden rund vier Millionen Tonnen Zucker gewonnen. Knapp hinter Frankreich ist Deutschland der zweitgrößte Erzeuger von Rübenzucker in der Europäischen Union! Interessant ist, dass die Zahl der Zuckerrübenanbauer und der Zuckerfabriken drastisch zurückgegangen ist, während die Zuckerproduktion anstieg. Waren 1960/61 noch 187 000 Rübenanbauer im Zuckergeschäft, so gab es 1997/98 nur mehr 59 361, 2002/03 sogar nur noch 50 359 Zucker erzeugende landwirtschaftliche Betriebe. Die Zahl der Zuckerfabriken verringerte sich im gleichen Zeitraum von 71 auf 30. Auch die Anbauflächen nehmen kontinuierlich ab. Dank moderner Technologien können immer weniger Große und Mächtige immer größere Stücke vom süßen Kuchen abschneiden.

Ende März bis Anfang April erfolgt die maschinelle Aussaat, etwa 180 Tage später, im Herbst, die Ernte mit Bunkerköpfrodern. In einem Arbeitsgang werden die Rüben geköpft, das Blatt wird gesammelt und abgelegt, die Rüben gleichzeitig gerodet und über eine Reinigungstrommel in den Bunker befördert, der bis zu neun Tonnen Rüben fassen kann. Was früher mühsam mit Hand und Hacke ausgeführt wurde, übernehmen in der modernen Landwirtschaft hochwertige und ausgeklügelte Maschinen, einer der Gründe, warum Zucker heute in großen Mengen billig produziert werden kann.

Zuckerherstellung: Vom Naturprodukt zum Kunststoff

Mit LKW und Güterzügen werden die geernteten Rüben in die Zuckerfabrik transportiert. Die Rüben müssen gleich nach der Ernte verarbeitet werden, da sich ihr Zuckergehalt, und damit der Verdienst der Landwirte, mit jedem Tag der Lagerung verringert. In der Fabrik werden die Rüben mit Wasserkanonen von den Lieferfahrzeugen in die Schwemmrinne gespritzt und zur sofortigen Verarbeitung oder in ein Zwischenlager transportiert. Vor der Weiterverarbeitung werden sie nochmals in einer Waschanlage gereinigt. Eine rotierende Achse mit Rührarmen entfernt alle Erdreste. Anschließend gelangen die Rüben über eine Waage in den Vorratsbunker.

Erste Station der Zuckergewinnung sind die Schnitzelmaschinen, die mit ihren kreisenden Messern die Rüben zerkleinern. Einige Rübenstücke werden im Labor der Fabrik auf Zuckergehalt und Qualität untersucht.

Die Rübenschnitzel gelangen dann in Extraktionsanlagen, meist große zylindrische Stahltürme, wo der in den Zellen gespeicherte Zucker ihnen durch auf 70 Grad erhitztes Wasser entzogen wird. Der so gewonnene Rohsaft, eine trübe, grauschwärzliche Flüssigkeit, enthält zwischen 13 und 15 Prozent Zucker und eine Vielzahl natürlicher, aus der Rübe stammender Bestandteile. Das Abfallprodukt aus dem Extraktionsprozess, die entzuckerten Rübenschnitzel, wird durch mechanisches Abpressen entwässert, in rotierenden Trommeln thermisch getrocknet und als Viehfutter verwendet.

Bei der Zuckergewinnung aus Zuckerrohr wird der Rohsaft aus dem zerstückelten Rohr in Walzenmühlen gewonnen. Die weitere Verarbeitung ist die gleiche wie bei Zuckerrüben.

Anschließend wird der Rohsaft mit Kalk und Kohlensäure versetzt und in mehreren Schritten gereinigt, das heißt, der Zucker wird von allen Nicht-Zuckerstoffen getrennt. Der zur Saftreinigung benötigte Kalk wird meist in der Zuckerfabrik durch Brennen von Kalksteinen in zylindrischen Schachtöfen selbst erzeugt. In der Vorkalkung wird dem Rohsaft in Wasser gelöschter Kalk (Kalkmilch) zugegeben. Dadurch kommt es zu einer Ausfällung und Ausflockung eines großen Teils der Nicht-Zuckerstoffe. In der Hauptkalkung wird dieser Vorgang wiederholt.

Danach wird der mit Kalk versetzte Rohstoff erwärmt und der überschüssige Kalk durch Einleiten des kohlensäurehaltigen Kalkofengases in Kalziumkarbonat verwandelt und ausgefällt. Über Filtereinrichtungen wird das ausgefällte Kalziumkarbonat abgetrennt. Auch dieser Vorgang wird wiederholt, damit aus dem ursprünglich grauschwarzen Rohsaft eine klare, hellgelbe Flüssigkeit, der Dünnsaft, entsteht. Die Nicht-Zuckerstoffe werden so vom reinen Zucker getrennt. Natürlich gehen bei diesem Prozess auch alle Vitamine und Vitalstoffe verloren.

Auch der Dünnsaft enthält erst 14 Prozent Zucker und muss jetzt in einer mehrstufigen Verdampfungsanlage, in der das überschüssige Wasser verdunstet, auf einen Zuckergehalt von 65 bis 70 Prozent eingedickt werden. Aus dem Dünnsaft wird allmählich ein Dicksaft. Diesem wird im so genannten Zuckerhaus in zylindrischen Kochapparaten nochmals Wasser entzogen. Eine Verfärbung des Zuckers wird dadurch vermieden, dass die Wasserverdampfung unter vermindertem Druck vorgenommen wird. Der Eindampfungsvorgang wird so lange fortgesetzt, bis sich bei einem bestimmten Lösungsverhältnis von Zucker und Wasser die ersten Kristalle bilden. Der Vorgang, auch „Kochen auf Korn" genannt, wird so lange fortgesetzt, bis die gewünschte Größe der Einzelkristalle und eine entsprechende Menge erreicht sind. Um die Kristallisation anzuregen, werden oft Impfkristalle in Form von feinst gemahlenem Puderzucker beigegeben. Die auf diese Weise gewonnene Füllmasse, die zu etwa 45 Prozent aus Zuckerkristallen und zu rund 55 Prozent aus Zuckersirup besteht, wird dann in Maischen abgelassen. Maischen sind liegende Rundgefäße, in denen ein Schneckenrührwerk die Füllmasse in Bewegung hält, bis sie abgekühlt ist und die Zuckerkristalle weiter gewachsen sind.

Die letzte Station der Zuckergewinnung ist die Zentrifuge. Hier werden Zucker und Sirup getrennt. Durch die Schleuderkraft der Zentrifuge wird der Sirup durch ein Sieb abgeführt, während die Zuckerkristalle, der so genannte Rohzucker, hängen bleiben. Dieser gelblich-braune Zucker ist noch von einem Sirupfilm umgeben, der durch Waschen mit heißem Wasser oder Dampf entfernt wird. Der so entstandene Weißzucker wird getrocknet, gekühlt, gesiebt und entweder als verkaufsfähige Ware abgepackt oder in klimatisierten Beton- oder Stahlsilos zwischengelagert. Weißzucker ist die so genannte Grundsorte, die billigste Zuckersorte für den Verbrauch.

Erst die Raffinade ist der reinste Zucker, so wie er in den Haushalten vorkommt. Sie wird aus dem bei der Weißzuckerherstellung übrig gebliebenen Sirup hergestellt. Durch einen zweiten Kochprozess wird Rohzucker gewonnen, der leicht gelblich aussieht. Er wird mit Wasser nochmals aufgelöst, filtriert und entfärbt, um Farbstoffe und verunreinigende Bestandteile zu entfernen. Diese reine, klare Flüssigkeit, Kläre genannt, wird erneut zu Füllmasse eingedickt und zentrifugiert. Übrig bleibt der schneeweiße raffinierte Zucker, der getrocknet, gekühlt, gesichtet und in Silos eingelagert wird.

Die minderen Rohzuckersorten können aber auch für sich in Wasser gelöst und nach besonderer Reinigung durch Knochen- oder Aktivkohle, Bleichung durch Schwefeldioxid und Färbung durch Indanthrenblau, einem Teerfarbstoff, oder mit dem giftigen Ultramarin zu Raffinade umkristallisiert werden.

Der bei der Zuckerproduktion übrig bleibende zähflüssige, schwarzbraune Zuckerrübensirup, aus dem sich eine weitere Zuckergewinnung nicht mehr lohnt, wird Melasse genannt. Die Melasse enthält zwischen 45 und 50 Prozent Zucker, etwa 20 Prozent Wasser und viele Nicht-Zuckerstoffe. Melasse wird als Viehfutter oder als Rohstoff zur Alkoholgewinnung verwendet. Die Melasse, die bei der Verarbeitung von Zuckerrohr anfällt, kann zur Erzeugung von Rum verwendet werden.

Aus 100 Kilo Zuckerrüben werden 12 bis 15 Kilo Zucker, 3 bis 4 Kilo Melasse und rund 45 Kilo Nassschnitzel gewonnen.

Das weiße „Naturprodukt"

Der raffinierte Zucker, das Endprodukt dieses langen und komplizierten Industrieprozesses, das hochgelobte so genannte „Naturprodukt", ist einer der chemisch reinsten Stoffe, der industriell gewonnen werden kann. Er besteht zu 99,9 Prozent aus Saccharose. Alle Vital- und Schutzstoffe, die in der Zuckerrübe oder im Zuckerrohr in einem natürlichen, ausgewogenen Verbund vorkommen, die Vitamine, Mineralstoffe, Faserstoffe und viele andere, werden im Herstellungsprozess restlos entfernt. Übrig bleibt ein isolierter, toter Kunststoff, ein vollkommen denaturiertes Konzentrat, die Mangelnahrung Nummer eins, das traurigste Produkt unserer modernen Nahrungsmittelindustrie, das genaue Gegenteil von „Natur" und „natürlich". Warum aber wird Zucker dann immer wieder als „echtes Naturprodukt" angepriesen? Weil es zu 100 Prozent aus Pflanzen gewonnen wird, sagen die Parteigänger des süßen Gifts. Nun, so betrachtet ist auch Heroin ein echtes Naturprodukt, denn es wird zu 100 Prozent aus dem Saft des Schlafmohns gewonnen. In einer Broschüre über Zucker, herausgegeben vom Ministerium für Arbeit, Gesundheit und Soziales des Landes Nordrhein-Westfalen, heißt es: „Fabrikzucker ist ein Naturprodukt wie Alufolie.“ Das trifft übrigens auch auf weißen Zucker aus ökologischem Anbau zu, der seit kurzem in Naturkostläden angeboten wird. Süßes Gift in Bioqualität – hier führt sich die Ökobranche selbst ad absurdum.

Zucker ist nicht gleich Zucker

Zum Verständnis des Problems von Zucker in unserer Ernährung ist es wichtig, zwischen drei grundlegenden Arten von Zucker zu unterscheiden:

1. Isolierter Zucker

Das ist der chemisch reine, industriell gewonnene raffinierte Zucker, dessen Herstellung gerade beschrieben wurde. Er kommt in vielen verschiedenen Formen auf den Markt (siehe hierzu das „Kleine Zuckerlexikon“ am Ende dieses Kapitels) und ist in fast allen vorbereiteten, abgepackten Nahrungsmitteln enthalten. Isolierter Zucker, oder Fabrikzucker, ist aus dem natürlichen Verbund der Pflanze herausgelöst (isoliert) und enthält keinerlei Vitalstoffe und andere lebenswichtige Substanzen. Es ist der isolierte Zucker, der für den Organismus völlig unnötig ist, ihm sogar Schaden zufügen kann, und den wir in diesem Buch als Genussmittel bezeichnen.

2. Natürlicher Zucker in Lebensmitteln

Damit sind die Zuckersorten gemeint, die ein Lebensmittel, zum Beispiel eine Frucht, auf natürliche Weise süß machen und die in nahezu allen Pflanzen in einem bestimmten Anteil vorkommen, aber im Verbund mit den zur Verdauung nötigen Vitalstoffen. Isst man beispielsweise einen Apfel, so liefert diese Frucht neben ihrer natürlichen Süße auch die Stoffe, die der Körper benötigt, um den im Apfel enthaltenen Zucker problemlos aufzunehmen und zu verarbeiten und den Apfel als Ganzes zu verdauen und zu verwerten.

3. Blutzucker

Blutzucker in Form von Glukose ist für die Energieversorgung der Körperfunktionen notwendig. Eine gleichmäßige und konstante, allerdings geringe Glukosemenge im Blutkreislauf ist daher für die reibungslose Funktion des Körpers notwendig. Diese Menge wird vom Körper aus Kohlenhydraten, zum Beispiel aus Brot, Reis, Nudeln, Kartoffeln oder Hülsenfrüchten bezogen. Es ist absoluter Unsinn zu behaupten, man müsse Fabrikzucker essen, um die Energieversorgung des Körpers aufrechtzuerhalten. Ganz im Gegenteil: Die Zufuhr von isoliertem Zucker bringt den natürlichen Glukosespiegel im Blut aus dem Gleichgewicht und schafft für den Körper eine Reihe von Problemen, auf die wir später ausführlich eingehen werden.

Auf vereinfachte Weise lassen sich diese drei Zuckergruppen folgendermaßen unterscheiden:

- *Isolierter Industriezucker* ist künstlicher Zucker, der für den Körper unnötig ist, ja sogar gefährlich sein kann.
- *Natürliche Zucker* in Lebensmitteln sind gesunde, von der Natur im richtigen Rezept dargebotene, verschiedene Zuckerarten.
- *Blutzucker* ist einer der „Treibstoffe“ unseres Körpers, der im genau richtigen Gleichgewicht vorhanden sein muss.

Die Kalorien-Gleichmacherei

Eine strenge Trennung zwischen diesen drei Arten von Zucker ist zum Verständnis des Zuckerproblems unumgänglich. Trotzdem werden sie für gewöhnlich munter vermischt, wenn es darum geht, das angekratzte Image des Fabrikzuckers aufzupolieren und seine Schädlichkeit für den Organismus zu verschleiern.

Da heißt es dann also – „wissenschaftlich untermauert“: Zucker ist ein reines Kohlenhydrat, und Kohlenhydrate sind Grundbausteine unserer Nahrung. Der Körper braucht täglich eine gewisse Kalorienzufuhr, um zu leben, und Zucker führt ihm diese Kalorien zu, wobei er nicht mehr und nicht weniger Kalorien enthält wie viele andere Lebensmittel. (Deshalb macht er angeblich nicht dick.) Außerdem braucht der Körper den Zucker als Energiespender. Folglich ist Zucker ein wichtiges Grundnahrungsmittel wie alle anderen auch.

Dass in solchen und ähnlichen einleuchtend klingenden Erklärungen auf eine Unterscheidung zwischen den drei Zuckerarten großzügig verzichtet wird, hat zu einer Reihe von Missverständnissen über Zucker und Ernährung im Allgemeinen geführt. Denn auch unsere übrigen Nahrungsmittel werden oft ausschließlich nach ihrem Kaloriengehalt oder ihren chemischen Grundbausteinen (Eiweiß, Fett, Kohlenhydrate) bewertet.

Wie einfach sich mit Kalorien beziehungsweise Joule und den Grundbausteinen der Nahrung rechnen lässt und wie wenig solche Rechnerei mit den eigentlichen Qualitätskriterien unserer Nahrung zu tun hat, zeigt folgender Kasten:

Maßeinheiten des Brennwerts:

1 kcal (Kilokalorie) = 1000 cal (Kalorien)

1 KJ (Kilojoule = 1000 J (Joule)

1 kcal bezeichnet die Energiemenge, die benötigt wird, um 1 Liter Wasser auf Meereshöhe von 14,5 Grad C um ein weiteres Grad zu erwärmen.

Davon abgeleitet, haben alle Grundbausteine der Nahrung einen bestimmten messbaren Brennwert:

1 Gramm Eiweiß	= 4,1 kcal	= 17,2 KJ
1 Gramm Kohlenhydrate	= 9,3 kcal	= 38,9 KJ
1 Gramm Fett	= 4,1 kcal	= 17,2 KJ
1 Gramm Alkohol	= 7,1 kcal	= 29,7 KJ

Auf dieser simplen Basis gründen all die Broschüren und Bücher, die uns den „Brennwert“ unserer Nahrung vorrechnen, all die Kalorientabellen, mithilfe derer wir schlank und gesund werden sollen. Nun ist Ernährung aber mehr als ein bloßes Rechenexempel mit Kalorien oder mit „Grundbausteinen der Nahrung“. Gemessen am „Brennwert“ oder an der Zuordnung zu bestimmten Kategorien gibt es kaum einen Unterschied zwischen hochwertigen Lebensmitteln wie vollem Korn, frischem Obst und Gemüse, und denaturierten, isolierten Präparaten wie Fabrikzucker oder Auszugsmehl. Theoretisch könnten wir unseren „vorgeschriebenen“ täglichen Kalorienbedarf nur mit Cola und Schokoriegeln decken. Das hätte zwar schwere Krankheit zur Folge, aber rein rechnerisch würden wir uns ausreichend ernähren. Das ist der Grund, warum sich viele Menschen von denaturierter Kost ernähren, von Auszugsmehl, isoliertem Zucker, Fabrikfetten, Fertignahrung, „totgekochten“ Gemüsen und vielen anderen Produkten unserer modernen Nahrungsmittelindustrie, in der Meinung, sie würden eine den neuesten Erkenntnissen entsprechende, abwechslungsreiche Kost zu sich nehmen, die genügend Kalorien und alle notwendigen Grundbausteine enthält. Ein tragischer Irrtum, wie die sich schnell ausbreitenden ernährungsbedingten Krankheiten zeigen, denn worüber Kalorien und Grundbausteine absolut nichts aussagen, ist die Qualität der Nahrung.

Wie würden Sie ein kostbares handgefertigtes Möbelstück aus edelsten Hölzern von einem billigen Fabrikschrank aus Spanplatten unterscheiden? Durch die Qualität des Holzes, der Verarbeitung, des Designs? Oder durch die Zeit, wie lange jedes Möbelstück brennt?

Die Kalorienrechnerei, auf der auch viele Schlankheitskuren aufbauen, tut das Letztere. Sie beurteilt unsere Nahrung nicht nach ihrer Qualität, sondern nach ihrem „Brennwert“. Sie unterscheidet nicht zwischen wertvollen und wertlosen Nahrungsmitteln, sondern zählt einfach Kalorien, misst nach Menge, nicht nach Güte. Sie legt den Nahrungsbedarf eines Menschen fest wie den Benzinverbrauch eines Autos. In dieser unsinnigen Bewertung steht Fabrikzucker freilich gleichwertig neben echten Grundnahrungsmitteln wie Kartoffeln und Hülsenfrüchten, denn 100 kcal Fabrikzucker sind rein rechnerisch gleichwertig mit 100 kcal Vollkornbrot – ein Irrtum, der noch immer verbreitet wird.

Wir haben der Qualitätsbewertung von Lebensmitteln im praktischen Teil dieses Buches einen Abschnitt gewidmet, weil die Unterscheidung zwischen natürlichen, wertvollen und unnatürlichen, wertlosen Lebens- und Nahrungsmitteln die Grundvoraussetzung ist für sinnvolle und gesunde Ernährung. Dort kommen wir auch auf den Kalorien-Irrtum noch einmal zu sprechen.

Ein wenig „Zuckerchemie“

In der Lebensmittelchemie zählt Zucker zu den Kohlenhydraten. Hundert Gramm Zucker liefern 1650 Kilojoule (kJ) beziehungsweise rund 394 Kilokalorien (kcal). Da er keinerlei sonstige Stoffe wie Vitamine, Mineralstoffe und Ähnliches enthält, ist er ein „leerer Energieträger“.

Alle Kohlenhydrate bestehen aus den gleichen Grundstoffen: Kohlenstoff, Wasserstoff und Sauerstoff. Kohlenhydrate entstehen in der Pflanze im Laufe des Assimilationsprozesses (Photosynthese) und sind als Einfachzucker (Monosaccharide), Zweifachzucker (Disaccharide) und Vielfachzucker (Polysaccharide) in der Natur weit verbreitet.

Die Zuckerarten, von denen in diesem Buch die Rede ist, fallen unter die ersten beiden Kategorien. Um ihre Wirkung auf den menschlichen Körper zu verstehen und die Zutatenlisten auf den abgepackten Nahrungsmitteln lesen zu lernen, ist es notwendig, ihre chemische Beschaffenheit näher unter die Lupe zu nehmen. Auf die verschiedenen Zuckernamen und die vielfältigen Formen, in denen Zucker in den Handel und somit in unsere Nahrung gelangt, gehen wir im nachfolgenden „Kleinen Zuckerlexikon" ein. Viele der Zuckerbezeichnungen wie Fruchtzucker, Traubenzucker und andere, können nämlich leicht irreführen.

1. Einfachzucker

Die Monosaccharide (Einfachzucker) sind die Grundbausteine der Zuckersorten und können durch Hydrolyse (Auflösung in Wasser) nicht weiter zerlegt werden. Zu den Einfachzuckern gehören unter anderem Glukose (Traubenzucker) und Fruktose (Fruchtzucker).

2. Zweifachzucker

Die Disaccharide (Zweifachzucker) sind Verbindungen von zwei Einfachzuckern. In unserem weißen Haushaltszucker (Saccharose) ist zum Beispiel ein Molekül Glukose mit einem Molekül Fruktose verbunden. Der Malzzucker wiederum besteht aus zwei Molekülen Glukose. Ein weiterer Zweifachzucker ist der Milchzucker, bestehend aus Glukose und Galaktose.

3. Vielfachzucker

Die Polysaccharide (Vielfachzucker) sind zu langen Ketten verknüpfte Zuckermoleküle. Das für die Ernährung bedeutendste Polysaccharid ist die Stärke, die aus Glukosemolekülen aufgebaut ist und in vielen Lebensmitteln wie Brot, Kartoffeln, Getreidearten und anderen enthalten ist. Die Polysaccharide sind Zuckerarten, die gering süß schmecken und die im Darm weitgehend zu Einfachzuckern aufgespalten werden, damit das Blut sie in die Körperzellen transportieren kann, wo sie zur Energiegewinnung verbrannt werden. Der Körper kann seinen Energiebedarf also ohne Probleme aus nicht süßen Lebensmitteln wie Getreide und Gemüse decken.

Die Zellulose, ein weiteres wichtiges Polysaccharid, von Pflanzen als Baumaterial verwendet, kann vom menschlichen Körper aber nur begrenzt verwertet werden. Sie findet in der Textil-, Zellstoff- und Papierindustrie Verwendung. Die Baumwollfaser, zum Beispiel, ist fast reine Zellulose.

Alle Kohlenhydrate sind also Zucker in irgendeiner Form. Wenn wir in diesem Buch indes von „Zucker“ sprechen, meinen wir den weißen, industriell isolierten Zucker und seine süßen Verwandten, die im folgenden Lexikon aufgeführt sind.

Kleines Zuckerlexikon

Das süße Genussmittel hat viele Namen und Erscheinungsformen. Auf den Zutatenlisten vieler Lebensmittel erscheinen neben der Bezeichnung „Zucker“ noch eine Reihe anderer Zuckersorten, die vom Verbraucher aus Unkenntnis nicht erkannt oder beachtet werden, oder fälschlicherweise sogar als „gesünder“ gelten, die aber die gleichen Wirkungen auf den Organismus haben wie weißer Zucker. Das kleine Zuckerlexikon hilft dabei, sich unter all den süßen Namen zurechtzufinden.

Basterdzucker – Feuchter, krümeliger, inverthaltiger und relativ fein kristalliner Zucker zur Herstellung von Backwaren.

Blutzucker – Der Zucker im Blut in Form von Glukose. Der Blutzucker dient nicht – wie häufig glauben gemacht wird – zur Energieversorgung des Körpers. Siehe Traubenzucker.

Brauner Zucker – Ein Zwischenprodukt bei der Zuckerherstellung. Der grob auskristallisierte Zucker ist durch den noch anhaftenden Sirup braun gefärbt und hat eine klebrig-feuchte Konsistenz. Entgegen vieler Fehlmeinungen ist brauner Zucker nicht gesünder als der normale Haushaltszucker, sondern hat auf den Körper die gleichen schädlichen Wirkungen.

Dekorierzucker – Besteht aus Reisstärke und feinster Puderraffinade. Wird zur Dekoration von Gebäck benutzt und schmilzt nicht, wenn er auf handwarmes Gebäck gestreut wird.

Dextrose – Siehe Traubenzucker.

Einmachzucker wird meist aus der Grundsorte (Weißzucker) hergestellt. Rotem Einmachzucker wird Farbstoff zugesetzt.

Farin – Feinmehliger Zucker, der durch Sirupeinschüsse braun gefärbt wirkt.

Flüssiger Zucker – Konzentrierte Zuckerlösungen, die in der Nahrungsmittelindustrie Verwendung finden.

Fruchtzucker/Fruktose – Kommt reichlich in süßen Früchten vor. Ist als Monosaccharid Bestandteil vieler Zuckerverbindungen, zum Beispiel des normalen weißen Haushaltszuckers. Der Fruchtzucker ist ein wichtiger, aber nicht unbedenklicher Zuckeraustauschstoff, der im Abschnitt „Süße Alternativen" (s. Schritt 3) im praktischen Teil des Buches näher behandelt wird.

Galaktose – Schmeckt weniger süß als Saccharose und ist ein Baustein des Milchzuckers und anderer Zuckerarten.

Gelierzucker – Raffinade mit Zusatz von reinem Pektin und Zitronen- oder Weinsäure. Wird für Konfitüren, Marmeladen und Gelees verwendet.

Glukose – Siehe Traubenzucker.

Glukosesirup – Siehe Stärkezucker.

Glykogen – Überschüssige Glukose und Fruktose wird vom Körper zu Glykogen umgewandelt und in Leber und Muskelzellen gespeichert. Was in diesem äußerst begrenzten Speicherplatz keinen Raum mehr findet, wird in Fett verwandelt.

Hagelzucker wird aus Raffinade hergestellt, sieht aus wie kleine Hagelkörner und wird zum Verzieren von Gebäck verwendet. Die Körner entstehen durch das Zusammenwachsen einer Vielzahl feiner Kristalle.

Hexosen – Überbegriff der wichtigsten und am meisten bekannten Zuckerarten, basierend auf der Anzahl von Kohlenstoffatomen (sechs) in einem Molekül Zucker.

Honig – Ein reines Naturprodukt, das von Bienen erzeugt wird und zu 70 bis 80 Prozent aus Invertzucker sowie Wasser und über hundert natürlichen Wirkstoffen besteht. In dem Abschnitt „Süße Alternativen" im praktischen Teil dieses Buches kommen wir ausführlich auf den Honig zurück.

Instantzucker – Rasch löslicher Zucker mit größerem Volumen. (Zwei Teelöffel Instantzucker entsprechen einem Teelöffel normalem Zucker.)

Invertzucker – Gemisch von gleichen Anteilen Traubenzucker und Fruchtzucker, das durch Auflösung (Inversion) von Saccharose entsteht. Findet in der Nahrungsmittelindustrie Verwendung.

Isoglukose ist vergleichbar mit dem flüssigen Invertzucker. Wird in der Nahrungsmittelindustrie verwendet (Getränke, Obstkonserven). Auf den Zutatenlisten von US-Waren wird Isoglukose oft „Corn Sirup" genannt, da sie vorzugsweise aus Maisstärke hergestellt wird, auch Maissirup oder Maiszucker genannt. Isoglukose ist in der Zucker verarbeitenden Industrie ein ständig an Bedeutung gewinnender Konkurrent des herkömmlichen Zuckers und taucht in immer mehr Getränken und Nahrungsmitteln auf (siehe auch unter Stärkezucker).

Kandisfarin – Brauner Kandis von geringerer Kristallgröße und minderer Reinheit.

Kandiszucker – Sammelbezeichnung für grobe Zuckerkristalle von unterschiedlicher Größe und weißer oder brauner Farbe. Kandis wird aus reinen Zuckerlösungen durch langsames Auskristallisieren gewonnen, beim braunen Kandis wird karamellisierter Zucker zugesetzt. Kandis hat die gleiche Wirkung wie normaler weißer Fabrikzucker.

Karamell – Braune, nicht kristallisierende Masse, die durch Erhitzen von Glukose oder Rohrzucker auf 150 bis 180 Grad C entsteht.

Kristallzucker – Andere Bezeichnung für Saccharose.

Laevulose – Siehe Fruchtzucker.

Laktose – Siehe Milchzucker.

Maissirup – Ein flüssiger Zucker, der in der Nahrungsmittelindustrie als Zusatzstoff steigende Bedeutung gewinnt. Siehe Isoglukose und Stärkezucker.

Maltodextrin – Siehe Stärkezucker.

Malzzucker/Maltose – Wird aus Stärke gewonnen und bei der Spiritusfabrikation, der Bier- und Branntweinherstellung verwendet.

Melasse ist das letzte Abfallprodukt der Zuckerherstellung, ein dunkelbrauner Sirup, aus dem sich weitere Zuckergewinnung nicht mehr lohnt. Wird als Viehfutter und zur Alkoholherstellung verwendet. Melasse aus Zuckerrohr ist Grundstoff der Rum-Herstellung.

Milchzucker (Laktose, Sandzucker) – Kommt in der Milch von Säugetieren und in der Muttermilch (5,5 bis 6 Prozent) vor. Milchzucker besteht aus Glukose und Galaktose. In isolierter Form wird er aus der bei der Käseherstellung anfallenden Molke gewonnen. Milchzucker wird häufig als Tablettengrundlage verwendet. Den Namen Sandzucker verdankt der wenig süß schmeckende Milchzucker seiner Eigenschaft, auf der Zunge sandig zu erscheinen. Milchzucker fördert die wichtige Bifidusflora (Teil der Bakterienflora) im Darm des Säuglings.

Pilezucker – In unregelmäßige Stücke zerschlagener Weißzucker aus Zuckerplatten (von „pilieren“: zerstampfen, zerstoßen).

Puderzucker (Staubzucker) – Ein sehr fein vermahlener weißer Zucker, bei dem die Kristallteilchen nicht mehr fühlbar sind. Geeignet für die Herstellung von Zuckerglasuren und Makronengebäck.

Raffinade – Reiner, weißer Zucker, der besonderen Anforderungen der Reinheit entsprechen muss und in verschiedenen Sorten (Körnigkeit) hergestellt wird. Die Raffinade ist unser gebräuchlicher Haushaltszucker und besteht zu 99,9 Prozent aus Saccharose.

Raffinose – Kommt in vielen Pflanzen vor, sammelt sich in der Melasse an und tritt als unerwünschte, häufig vorkommende Verunreinigung der handelsüblichen Saccharose auf. Raffinose schmeckt nicht süß.

Rohrzucker – Andere Bezeichnung für Saccharose. Mit diesem Namen wird der normale weiße Zucker bezeichnet, gleich, ob er aus Zuckerrüben oder Zuckerrohr gewonnen wird. Siehe Saccharose.

Rübenzucker – Andere Bezeichnung für Saccharose.

Saccharose – Chemischer Name für den weißen Haushaltszucker, gewonnen aus Zuckerrohr oder Zuckerrübe, der in seiner reinsten Form zu 99,9 Prozent aus Saccharose besteht. Saccharose ist ein Zweifachzucker (Disaccharid), bei dem ein Molekül Fruchtzucker mit einem Molekül Traubenzucker verknüpft ist. Saccharose ist die Hauptfigur in diesem Buch und wird von der Nahrungsmittelindustrie oft mit „natürlicher“ klingenden Namen wie Rohrzucker oder Rübenzucker bezeichnet.

Sirupe – Rübensirup, Ahornsirup, Birnendicksaft und andere werden in dem Abschnitt „Süße Alternativen“ behandelt.

Stärkezucker – Sammelbegriff für die Zuckerarten, die aus Stärke (vorwiegend aus Maisstärke) hergestellt werden, zum Beispiel Isoglukose, Stärkesirup, Glukosesirup, Fruktosesirup, Maltodextrin. Im Einsatz in der Nahrungsmittelindustrie wurden die verschiedenen Stärkezucker zu einem ernsten Konkurrenten des weißen Zuckers. So wird beispielsweise Coca Cola nur mehr in Europa mit normalem Zucker gesüßt. Die Herstellung dieser Stärkezucker kann jeder selbst nachvollziehen: Wer beispielsweise Brot länger kaut, stellt fest, dass es leicht süßlich schmeckt. Die Enzyme im Speichel spalten die Stärke in Zuckermoleküle. Industriell geschieht diese Spaltung auch durch Säuren. Die aus Stärke gewonnen Süßmittel sind ebenso wertlos und schädlich wie weißer Zucker (siehe auch Isoglukose).

Süßstoffe – Die Süßstoffe wie Saccharin, Zyklamat und andere sind künstlich hergestellte organisch-chemische Verbindungen und haben keinerlei Verwandtschaft zu Zucker. Sie werden in dem Abschnitt „Süße Alternativen" im Einzelnen behandelt.

Traubenzucker – Wird auch Glukose oder Dextrose genannt. Kommt auf natürliche Weise in vielen süßen Früchten vor, beispielsweise in Trauben. In geringer Menge (um 0,1 Prozent) findet sich die Glukose im Blut. Der handelsübliche Traubenzucker wird aus Mais- oder Kartoffelstärke gewonnen. Da dieser Traubenzucker chemisch identisch ist mit der im Blut befindlichen Glukose, gelangt er durch die Darmwände sofort in den Blutkreislauf, was ihm fälschlicherweise den Ruf als Super-Energiespender (Sportlernahrung) eingebracht hat. Traubenzucker ist ein Monosaccharid und somit Baustein anderer Zuckerarten wie Saccharose, Milchzucker, Malzzucker, Stärke und so weiter.

Vanillezucker – Mischung von feinem weißen Zucker und echtem geriebenen Vanillemark.

Vanillinzucker – Statt echtem Vanillemark wird dem weißen Zucker hier Vanillin-Aroma, ein naturidentischer Aromastoff beigemengt.

Verbrauchszucker – Anderer Name für Saccharose.

Weißzucker – Auch Grundsorte genannt. Weißzucker ist die billigste Zuckersorte für den Verbrauch, eine Vorform des Haushaltszuckers.

Würfelzucker – Angefeuchtete Raffinade, die zu Würfeln gepresst und getrocknet wird.

Zuckeralkohole – Werden industriell aus Zucker hergestellt. Die handelsüblichen Zuckeraustauschstoffe Sorbit, Xylit und Mannit gehören zu den Zuckeralkoholen.

Zuckeraustauschstoffe – Sie werden, wie schon der Name sagt, im Austausch gegen Zucker eingesetzt. Sie dienen Zuckerkranken als Ersatz für das süße Genussmittel. Die wichtigsten Zuckeraustauschstoffe sind Sorbit, Xylit, Mannit. Sie werden im Abschnitt „Süße Alternativen" näher behandelt.

Zuckercouleur – Karamelllösung zum Färben von Speisen.

Zuckerhut – Füllmasse (siehe Abschnitt über Zuckerherstellung), die in Hut- oder Kegelform erstarrt und auskristallisiert ist. Der „Goldene Zuckerhut" ist übrigens die höchste Auszeichnung, der „Oscar" der Nahrungsmittelbranche, verliehen von der Zuckerindustrie.

Dies sind die häufigsten Zuckernamen, mit denen der Verbraucher im Haushalt und auf den Zutatenlisten der Fertignahrung konfrontiert wird. In der Lebensmittelchemie gibt es noch eine Reihe weiterer Bezeichnungen für Zucker, auf die wir hier nicht näher eingehen wollen, da sie für den Verbraucher kaum interessant sind.

Einer süßer als der andere

Die verschiedenen Zuckersorten, Zuckeraustauschstoffe und Süßstoffe haben alle eine unterschiedliche Süßkraft, das heißt sie schmecken verschieden süß. Die Zahlenangaben zur Süßkraft sind aber nur grobe Richtwerte, da das Geschmacksempfinden subjektiv ist. Gibt man der Süßkraft der Saccharose, des normalen weißen Haushaltszuckers, den Zahlenwert 100, so ergeben sich für einige Ersatzstoffe und Zuckersorten folgende Süßwerte:

Süßkraft verschiedener Süßmittel:

Acesulfam	ca. 20 000
Aspartam	ca. 20 000
Fruktose (Fruchtzucker)	120
Glukose (Traubenzucker)	70
Invertzucker	110
Isomalt	45
Laktose (Milchzucker)	30
Maltit	90
Maltose (Malzzucker)	40
Mannit	40
Melasse	50
Saccharin	ca. 30 000–50 000
Saccharose (Rohr-, Rübenzucker)	100
Sorbit	50
Xylit	95
Zyklamat	ca. 30 000–40 000

Ein Beispiel: Sorbit mit einem Wert von 50 hat die halbe Süßkraft von Saccharose, das heißt: Wird ein Teelöffel Haushaltszucker in den Kaffee gerührt, so benötigt man jedoch zwei Teelöffel Sorbit, um die gleiche Süße zu erzielen. Die Süßkraft ist in manchen Fällen allerdings temperaturabhängig.

Das süße Milliardengeschäft

Das Geschäft mit dem Zucker ist eine komplizierte Angelegenheit, auf die wir hier nur am Rande eingehen können. Die deutsche Zuckerproduktion ist eingebunden in die Agrarregelungen der EU, die so genannte Zuckermarktordnung. Im April 1995 meldete die *Süddeutsche Zeitung*, dass der Rat der europäischen Agrarminister „seinem schier endlosen Sündenregister eine weitere Fehlentscheidung hinzugefügt" hat: die Verlängerung der Zuckermarktordnung, „dem süßen Gift für die Marktwirtschaft", bis zum Jahr 2001. Mittlerweile wurde die Zuckermarktordung nochmals verlängert. Eine Verlängerung über 2006 hinaus ist zu erwarten.

In der EU werden ungefähr 15 Prozent mehr Zucker produziert als tatsächlich verbraucht wird. Die Zuckermarktordnung will dies durch hohe Subventionen und ein Quotensystem regeln – natürlich auf Kosten des Steuerzahlers. Jedem Land werden bestimmte Erzeugerquoten zugestanden. So genannter „A-Zucker" darf in Höhe des voraussichtlichen Verbrauchs produziert werden. (2002/03 waren dies in der EU knapp 12 Millionen Tonnen.) Darüber hinaus ist eine „Sicherheitsproduktion" von etwa 30 Prozent der „A-Quote" vorgesehen, die so genannte „B-Quote" (EU: 2,6 Millionen Tonnen). Die A- und B-Quoten werden von der EU zu festgelegten Preisen bei voller Absatzgarantie gestützt. Zucker, der über diese beiden Quoten hinaus produziert wird, gilt als „C-Zucker", der für den Weltexport vorgesehen ist und für den keine Preis- und Absatzgarantie gegeben wird. Die Preisgarantien der EU liegen bis mehr als das Dreifache über dem stark schwankenden Weltmarktpreis. Die Rechnung bezahlt der Verbraucher. Allein den deutschen Konsumenten kosten diese administrierten Preise nahezu eine Milliarde Euro pro Jahr. Der Export der überschüssigen Menge an „B-Zucker" wird ebenfalls von der EU subventioniert – die EU zahlt die

Differenz zwischen dem künstlich hochgehaltenen EU-Garantiepreis und dem niedrigen Weltmarktpreis. Darüber hinaus muss noch der „C-Zucker“ auf dem Weltmarkt losgeschlagen werden. Da er nicht subventioniert wird, ist das so gut wie unmöglich. Was allen Subventionen zum Trotz nicht abgesetzt werden kann, gilt als so genannter „Endbestand“. Da weltweit mehr Zucker erzeugt als verbraucht wird, sind diese Endbestände in der EU nicht gerade gering – jährlich entsteht ein Überhang von mehr als 3,5 Millionen Tonnen. Die Endbestände werden rein rechnerisch verringert, indem ein Teil davon auf das nächste Jahr „vorgetragen“ wird. Auf diese Weise wird eine wahre „Zuckerwelle“ von einem Jahr auf das nächste geschoben. Lagerung und Verwaltung dieses Schwindel erregenden Zuckerbergs verschlingt ebenfalls Unsummen, die zum Teil von der Zuckerindustrie übernommen werden, den Steuerzahler aber trotzdem Geld kosten – in Form von Lagerkostenerstattungen von 0,50 Euro pro 100 Kilo Zucker. Insgesamt kostet die Zuckermarktordnung jährlich mehr als 2,3 Milliarden Euro.

Dazu kommt eine Reihe von Subventionen in Form von Beihilfen, zum Beispiel für die Verbilligung von Zucker bei der Herstellung chemischer Erzeugnisse, für den Absatz von Zucker aus den außereuropäischen Gebieten Frankreichs und für die Einfuhr von Zucker aus den Ländern der Dritten Welt.

Die tatsächlich verbrauchte Zuckermenge überschritt 2001/02 erstmals in Deutschland den Schwellenwert von drei Millionen Tonnen. Davon wurden 16,4 Prozent direkt im Haushalt verwendet, 20,6 Prozent in der Süßwarenindustrie, 19,8 Prozent in Getränken, 3,1 Prozent in Back- und Konditorwaren, 6,1 Prozent in Speiseeis und Milcherzeugnissen, 5,8 Prozent in Marmeladen und Konserven, 11,0 Prozent in Nährmitteln und Dauerbackwaren sowie 17,2 Prozent in sonstigen Produkten.

Der Zuckerverbrauch soll selbstverständlich ständig wachsen. Eine Reihe von Versuchen soll Alternativen der Zuckerverwendung erforschen, die nicht die Gesundheit der Verbraucher beeinträchtigen. Vor allem in der chemischen Industrie gibt es viele Möglichkeiten; und die Erzeugung von Bioethanol aus Zucker zur Beimischung zu Benzin – „Sprit aus der Rübe“ – ist längst machbar und wird auch schon eingesetzt. Ein sinkender Zuckerverbrauch in der Ernährung würde der Industrie also keinen Schaden zufügen.

Vater Staat war am süßen Geschäft lange Zeit auch beteiligt. Die Zuckersteuer, die in Deutschland DM 6,– pro Doppelzentner betrug und dem Fiskus jährlich zwischen 120 und 135 Millionen Mark einbrachte, wurde allerdings 1993 abgeschafft. Früher war die Zuckersteuer wesentlich höher (1946: 40 RM, 1949: DM 30,50). Dieses Steuergeschenk an die Zuckerindustrie entspricht nicht den Forderungen mancher Wissenschaftler. Prof. Dr. Alfred Fleisch meint: „Zucker müsste verteuert werden, um den übergroßen Zuckerkonsum einzuschränken." Eine hohe Sondersteuer auf Zucker als Genussmittel wäre bestimmt ein gangbarer Weg, wodurch sich die schädliche Wirkung des Zuckers auf die Volksgesundheit bremsen ließe.

Irreführende Werbung

Zucker ist ein Milliardengeschäft. Entsprechend sieht die Werbung für das süße Genussmittel aus. 532 Millionen Euro wurden 1996 in Deutschland für Süßwarenwerbung ausgegeben. Obwohl Anfang des neuen Jahrtausends ein allgemeiner Einbruch in der Werbebranche zu verzeichnen war, gab die Süßwarenbranche im Jahr 2002 dennoch 582 Millionen Euro für Werbung aus. Hinzu kommt noch der Werbeetat der Zuckerindustrie. Die Tendenz ist stark steigend: 1990 waren es „nur" 294 Millionen Euro. Zusammen mit den Erzeugnissen der Pharmaindustrie sind Süßwaren die am meisten beworbenen Produkte. Zum Vergleich: Für die viel zitierte „Waschmittelwerbung" wurden 2002 schlappe 217 Millionen Euro ausgegeben, für Bier „nur" 345 Millionen. Die Früchte dieses Geldsegens sehen wir jeden Tag in Zeitungen und Zeitschriften, an Plakatwänden und im Fernsehen. An flotte Anmache und kesse Werbesprüche sind wir gewohnt, die gewaltige Maschinerie der süßen Meinungsmache aber pflanzt Ansichten über Zucker und Süßwaren in die Köpfe der Verbraucher, die eine ernste Gefahr für die Gesundheit darstellen. Vor allem unsere Kinder geraten zunehmend unter die Herrschaft der Fernsehdiktatur, die unterschwellig Verhaltens- und Geschmacksmuster kontrolliert.

Auf dreiste Art wird behauptet, dass Zucker Kraft schaffe, dass Zucker ein wertvolles und wichtiges Grundnahrungsmittel sei, dass Zucker die Vitamine erst genießbar mache, dass Zucker wertvoll sei für Leistungskraft und Lebensfreude, dass Zucker ein Naturprodukt sei, dass Zucker dem Körper natürliche Energie gebe, dass Zucker nicht dick mache und so weiter und so fort. Der Kalorienirrtum wird zugunsten des Zuckers ausgewalzt und das süße Genussmittel wird auf eine Stufe gestellt mit Brot, Kartoffeln und Hülsenfrüchten.

Die Süßwaren- und Limonadenindustrien, die größten Verbraucher von Zucker, stoßen ins gleiche Horn. Die „gesunde" Nugatcreme, der Schokoriegel, der verbrauchte Energie sofort zurückbringt, Gummibärchen, die Kinder froh machen, Limonaden, die fit und aktiv werden lassen, die Milchsnacks aus den Supermarktregal als Pausenbrot, die süße Zwischenmahlzeit, die den Appetit nicht verdirbt – man könnte mit den leeren Versprechungen für leere Kalorien ein ganzes Buch füllen. Eines haben sie alle gemeinsam: Minderwertige Nahrungsmittel werden mit hochwertigen Aussagen belegt.

Die Loblieder auf den leeren Kalorienträger Zucker werden aber nicht nur in Anzeigen und Werbespots verbreitet. Für Zucker wird unter allerlei Deckmäntelchen geworben. Zeitungen und Zeitschriften werden mit kostenlosen, als Ratgeber oder redaktionelle Information getarnten Pressemitteilungen versorgt, die von ahnungslosen Redakteuren prompt veröffentlicht werden. Das kann absurde Blüten treiben. Artikel wie „Haarausfall wegen Zuckermangel" oder Aussagen, dass „Süßwaren einen günstigen Einfluss auf das Wohlbefinden haben," sind keine Seltenheit. Bücher mit dem Titel *Zucker, ein Grundnahrungsmittel und seine Geschichte* wurden kostenlos an Schulen verschickt und als Unterrichtsgrundlage empfohlen. Für Kinder gibt es Kalender mit Zuckermotiven zum Ausmalen, für Hausfrauen und Mütter süße Rezeptbroschüren. Eine der Vereinigungen, die auf sehr neutrale, scheinbar wissenschaftlich untermauerte Art das „Grundnahrungsmittel" Zucker in Infobroschüren und Pressemitteilungen verteidigt, hat den unverfänglichen Namen „Informationskreis Mundhygiene und Ernährungsverhalten" (IME). Wer kann schon wissen, dass der IME im Jahre 1977 von den Zucker erzeugenden und Zucker verarbeitenden Gruppen der Lebensmittelwirtschaft gegründet wurde?

Der IME ist nur eines der Organe der Zuckerlobby. Die Zucker erzeugenden Unternehmen betreiben ihre eigene marken- und unternehmensspezifische PR- und Werbearbeit. Die „Wirtschaftliche Vereinigung Zucker", ein Zusammenschluss von Zuckerindustrie, Rübenanbauverbänden und Handelsfirmen, engagiert sich ebenfalls in Werbemaßnahmen und die „Centrale Marketinggesellschaft der deutschen Agrarwirtschaft" (CMA) finanziert die Werbung für den süßen Schadstoff sogar aus den Zwangsbeiträgen, die von den Bauern eingetrieben werden und die letztlich der Verbraucher bezahlt.

In Zusammenarbeit mit der CMA beispielsweise wurde die Broschüre *Zeitbild-Medical* herausgegeben, die für Wartezimmer von

Ärzten bestimmt ist. In dieser flott aufgemachten Drucksache ist so ziemlich das ganze Werbelatein versammelt, das man sich zur Verteidigung von Zucker überhaupt ausdenken kann. „Zucker verhilft zu einer vielseitigen, ausgewogenen und gesunden Ernährung," heißt es da, oder „Selbst bei langen Autofahrten erreicht man einen ‚Hallo-Wach-Effekt' durch regelmäßige Zufuhr eines zuckerhaltigen Nahrungsmittels." Zucker wird als wahre Wunderdroge verkauft: Er soll unter anderem „die Gedächtnisleistung und den Schlaf fördern", die Konzentrationsleistung von Menschen länger erhalten und bei Getränken für „das richtige Mundgefühl" sorgen. Vorwürfe, die besorgte Ernährungswissenschaftler dem süßen Schadstoff machen, werden hingegen als „Münchhausen-Storys" abgetan. Gegen solch geballte Propaganda hilft nur eines: fundierte Hintergrundinformation.

Doch Stimmen von Verbraucherzentralen und Ernährungswissenschaftlern, die sich gegen die süße Verdummung wenden, haben einen wesentlichen Nachteil: Es stehen ihnen nicht die Millionen zu Gebote, um ihre Meinungen publik zu machen. Die Verbraucherzentralen mehrerer Bundesländer haben sich schon vor Jahren gegen die Werbeaussagen der Zuckerindustrie gewandt und sie „als unvertretbar im Hinblick auf die Gesundheitsinteressen der Bevölkerung" verurteilt. Der Deutsche Arbeitskreis für Zahnheilkunde meint, „dass den rücksichtslosen und gesundheitsschädlichen Aktivitäten der Zuckerindustrie mit allen Möglichkeiten entgegengetreten werden muss". Die Aussage von Claus Leitzmann, Professor am Institut für Ernährungswissenschaft in Gießen, aber könnte als Slogan für eine Anti-Zucker-Anzeige Verwendung finden: „Ohne Zucker wäre es besser um unsere Gesundheit bestellt."

Soll Werbung für Zucker und Süßwaren verboten werden? Der zweifache Nobelpreisträger Dr. Linus Pauling ist dafür: „Obwohl ich für die Redefreiheit bin, glaube ich, dass die Gesundheit und das Wohl unserer Kinder hier wichtiger sind als die Einschränkung der Redefreiheit in der Werbung." Der Werbung für Zucker und Süßwaren sollten zumindest die gleichen Beschränkungen wie der Alkohol- und Zigarettenwerbung auferlegt werden. Wichtiger als alle Verbote aber ist Aufklärung über das süße Genussmittel. Dieses Buch will hierzu einen Beitrag leisten.

Von Alexander dem Großen zum Dauerlutscher

Die Geschichte des Zuckers

Bis ins 11. Jahrhundert war Zucker nördlich der Alpen so gut wie unbekannt und noch bis vor ungefähr 150 Jahren galt er als teures Luxusgut, das sich nur die Reichen und Mächtigen in größeren Mengen leisten konnten. Dann aber, mit dem Beginn der industrialisierten Zuckergewinnung, trat er seinen traurigen Siegeszug um die Welt an. Das süße Genussmittel war nun in immer größeren Mengen zu immer billigeren Preisen für jedermann zu haben und sorgte in wenigen Jahrzehnten, zusammen mit anderen Produkten der im raschen Aufbau begriffenen Nahrungsmittelindustrie, für einen dramatischen und einschneidenden Wandel jahrtausendealter Ernährungsgewohnheiten, wie es ihn in der Geschichte der Menschheit nie zuvor gegeben hatte. Im gleichen rasanten Tempo aber, in dem der Zuckerverbrauch der Industrienationen in die Höhe schnellte, nahmen auch die so genannten Zivilisationskrankheiten zu, die Geißeln unseres Jahrhunderts, von denen unsere Vorfahren, für die Zucker ein königliches Gewürz war, weit gehend verschont blieben. Kein anderes Nahrungsmittel hat in der Weltgeschichte jemals eine vergleichbare Rolle gespielt.

Am Anfang war der Honig

Schon die Steinzeitmenschen hatten Lust auf Süßes und griffen auf die natürliche Quelle, den Honig, zurück. Zu viel von dem süßen Bienenprodukt haben sie gewiss nicht gegessen, denn der Honig musste wilden Bienenvölkern geraubt werden, wahrscheinlich auf eine für den Räuber äußerst schmerzhafte Art und Weise. Doch auch als in der Antike bei einigen Völkern die Bienenzucht eingeführt wurde, blieb Honig ein kostbarer Stoff. Im alten Ägypten beispielsweise hatte ein Topf der süßen Paste den Wert eines Ochsen oder eines Esels. Kein Wunder, dass manche Pharaonen den Honig als kostbare Wegzehrung zum Jenseits mit ins Grab nahmen und der Gott Osiris in Honig einbalsamiert wurde. Den antiken Völkern galt Honig als Heil- und Wundermittel gegen alle nur denkbaren Leiden, als Opfer für die Götter, als Grabbeigabe und als Inbegriff von Fülle und Wohlstand. Das gelobte Land des Alten Testaments war das Land, in dem Milch und Honig fließen. Honig war in der gesamten antiken Welt verbreitet und wird in den Schriften der verschiedenen Völker immer wieder rühmend hervorgehoben. Natürlich durfte Honig auch bei den römischen Schlemmerorgien nicht fehlen. Das älteste unserer alkoholischen Getränke, Met, ein weinähnlicher Saft aus vergorenem Honig und Wasser, erfreute sich rund um die damals bekannte Welt großer Beliebtheit und galt den Germanen als Trank der Götter und Helden in Walhall. Die Germanen, die den Honig ebenfalls sehr schätzten, glaubten – wie schon die Griechen vor ihnen –, dass er vom Himmel auf die Blüten fiele und dort von den Bienen eingesammelt würde. In unseren Breitengraden war er bis ins Mittelalter die einzige bekannte süße Schleckerei und blieb auch in späteren Zeiten ein wichtiges und beliebtes Heil- und Nahrungsmittel.

„Honig ohne Bienen"

Jahrtausendelang war Zucker, wie wir ihn heute in jedem Supermarkt finden, der Menschheit unbekannt. Man hatte nicht einmal einen Namen dafür, als im 4. Jahrhundert v. Chr. die Kunde vom süßen Saft des Zuckerrohrs aus Ostindien mit den Heeren Alexanders des Großen erstmals die westliche Welt erreichte. Alexanders Admiral Nearchos segelte längs der Küste von der Indus- bis zur Euphratmündung und berichtete erstmals von einem Rohr, das „Honig ohne Bienen“ liefere. Erst die Römer gaben dem „Honig aus dem Rohr“ oder dem „indischen Salz“ die Bezeichnung „Saccharum“. Importiert werden konnten allerdings nur winzige Mengen zu enormen Preisen.

In Ostindien jedoch, in den feuchtheißen Niederungen des Ganges, wo das Zuckerrohr in der Natur wuchs, entdeckte man schon früh den süßen Geschmack des Marks, das man aus den Stängeln der hoch aufschießenden Pflanze schabte. Man verspürte die begehrte Süße schon beim Kauen und Aussaugen des Rohrs und ging später dazu über, den ausgepressten Saft einzudicken und ein fermentiertes Getränk daraus herzustellen. Als Ursprungsland des Zuckerrohrs gilt Melanesien. Etwa 8000 v. Chr. wurde das Zuckerrohr in östlicher

Richtung über die Salomoninseln und die Neuen Hebriden nach Neukaledonien gebracht und ab 6000 v. Chr. wanderte es nach Osten zu den Fidschi-Inseln, nach Westen über Celebes, Borneo, Java und Sumatra nach Hinterindien, Indien und China. In Indien wurden die frühesten Techniken der Zuckerherstellung erprobt, die später von den Persern übernommen und verbessert wurden.

Doch erst um 600 n. Chr. gelang es persischen Gelehrten, den Saft des Zuckerrohrs zu kristallisieren. Das machte erstmals den Handel mit Zucker möglich, denn Zucker in seiner festen Form war haltbar und fermentierte nicht.

Die Perser machten die Zuckerrohrpflanze in ihren Breiten heimisch, zwar nur mit mäßigem Erfolg, doch das süße Rohr hatte nun ein für allemal im Westen Wurzeln geschlagen.

Die Christen kommen auf den Geschmack

Nach dem Fall des persischen Reiches verbreitete sich der Zucker im Gefolge der neu entstandenen Religion des Islam im südlichen Mittelmeerraum. Die künstlich bewässerten, von Sklaven bestellten Zuckerrohrplantagen der Araber, die das Wissen um die Zuckergewinnung von den Persern übernommen hatten, warfen zwar nur mäßige Erträge ab, die Zuckerherstellung aber wurde immer mehr verfeinert und der Phantasie, Süßigkeiten aller Art zu zaubern, waren keine Grenzen gesetzt. An den Höfen der Kalifen und Fürsten gab es Zucker in Hülle und Fülle und später wurde genug davon produziert, um auch die Truppen, die den Islam mit Feuer und Schwert verbreiteten, ausreichend mit Süßwaren und gesüßten Getränken zu versorgen. Ein Umstand, dem es manche zuschreiben, dass die einst gefürchteten Krieger Mohammeds verweichlichten und ihre Kampfkraft nachließ.

Doch nicht nur die Muslime entwickelten einen süßen Zahn, auch die Kreuzfahrer, die aufgebrochen waren, um das Heilige Land von den Heiden zu befreien, kamen rasch auf den Geschmack und brachten Proben des exotischen Stoffes nach Mitteleuropa. Den Namen „Zucker“ liehen sie sich aus dem Arabischen. „Sukhar“ hieß die süße Droge dort, abgeleitet vom Sanskritwort „Sarcura“. Auch über Spanien, wo die Sarazenen Zuckerrohrfelder hinterlassen hatten, und aus Sizilien, wo der Johanniterorden Plantagen besaß, kam der Zucker als rare orientalische Spezerei in den Norden.

Zucker war ein äußerst wertvoller und begehrter Stoff. In Beuteaufzählungen wurde er neben Gold, Silber und Purpur gesondert erwähnt. Der Handel begann zu blühen und natürlich kam es auch zu wirtschaftspolitischen Auseinandersetzungen. Beim Kampf zwischen Venedig und Konstantinopel, das im vierten Kreuzzug 1204 niedergebrannt und geplündert wurde, ging es unter anderem auch um den Zuckerhandel, der fortan fast vollkommen in die Hände Venedigs überging. Venezianische Kaufleute brachten den Zucker über die Alpen in die Kontore der Fugger und Welser. Schon 1368 gab es in Deutschland die ersten Zuckerbäcker und 1573 entstand in Augsburg die erste deutsche Raffinerie, in der das kostbare Zuckerrohr verarbeitet wurde. Gut siebzig Jahre früher war es einer Raffinerie in Antwerpen gelungen, erstmals den Zucker von der Melasse zu trennen – der Fabrikzucker, damals noch leicht gelbbraun, war geboren.

Süße neue Welt

Die Sarazenen hatten den Zucker in Spanien eingeführt. Als sie von den Christen vertrieben wurden, hinterließen sie neben unzähligen Kulturgütern, die nachhaltigen Einfluss auf die im Entstehen begriffene abendländische Zivilisation ausübten, auch große Zuckerrohrplantagen. Bald kontrollierten die Portugiesen und Spanier den Zuckerhandel, legten Plantagen auf den Kanarischen Inseln, Madeira und in anderen Gebieten an – und begannen, versehen mit dem Segen des Papstes, in Afrika den Sklavenhandel anzukurbeln. Die aufstrebende Zuckerindustrie brauchte billige Arbeitskräfte.

Christoph Kolumbus brachte 1493 das Zuckerrohr in die Neue Welt. Im subtropischen Klima der Karibik gedieh es prächtig und schon bald entstanden allerorts riesige Plantagen. Der Anbau des Zuckerrohrs wurde immer planmäßiger durchgeführt. Ganze Wälder wurden gerodet, um dem Zuckerrohr, das die Böden rasch auslaugt und immer neue Anbaugebiete fordert, Platz zu schaffen. Die Ausbreitung der Zuckerrohrplantagen lief parallel zu dem gesteigerten Verlangen der Europäer nach Kaffee, Tee und Kakao. Mit diesen „neuen“ Genussmitteln stieg auch die Gier nach Zucker. Zuckermühlen schossen aus dem Boden wie Pilze; 1535 gab es allein auf San Domingo dreißig davon.

„Blutzucker"

Mit dem Zuckerhandel begann der Menschenhandel. Die indianische Urbevölkerung der Karibik war durch die weißen Eroberer und die von ihnen eingeschleppten Krankheiten rasch dezimiert. Die Sklavenfänger in Afrika hatten alle Hände voll zu tun. Schiffe, die den begehrten Zucker und andere tropische Köstlichkeiten nach Europa brachten, machten auf dem Rückweg den Umweg über Afrika, um menschliche Ware an Bord zu nehmen – Negersklaven, bestimmt für die mörderische Arbeit in den Zuckerrohrplantagen. Schon 1530 arbeiteten 30 000 afrikanische Sklaven auf San Domingo; zwischen 1701 und 1810 wurden mehr als 900 000 schwarze Zwangsarbeiter nach Jamaika und Barbados „geliefert". Die spanischen und portugiesischen Reiche schwelgten in Macht und Wohlstand.

Auch andere europäische Mächte, Frankreich, England und die Niederlande, schnitten sich ein Stück vom süßen Kuchen ab. Zu jeder Kolonialmacht gehörte ein mächtiges und einflussreiches Zuckerunternehmen. Ein äußerst profitables Dreiecksgeschäft kam im großen Stil ins Rollen: Europäische Schiffe brachten Waffen, Kattun und Branntwein an die Westküste Afrikas, setzten ihre Waren oder den Gewinn aus deren Verkauf in Negersklaven um und stachen mit der menschlichen Fracht an Bord gen Westen in See. Viele der schwarzen Sklaven starben bei der Überfahrt. Die Besitzer der Zuckerplantagen in der Karibik erstanden ihre Arbeitskräfte auf dem Sklavenmarkt und bezahlten meist mit Zucker dafür. Die Schiffe, beladen mit Zucker und Rum, kehrten nach Europa zurück. Die gigantischen Gewinne, die dieser Dreieckshandel abwarf, sind heute kaum mehr vorstellbar. Die gewaltige Kapitalansammlung aus diesem Geschäft mit Menschen und Zucker stellte eine der Grundlagen der industriellen Revolution in England dar. Wie die Sklaven in den Kolonien behandelt wurden, geht aus einem Brief eines britischen Plantagenbesitzers an einen Kaufmann hervor: „Es ist billiger, neue Sklaven zu kaufen, als sie aufwendig zu ernähren." Die Arbeitszeit betrug bis zu 18 Stunden täglich, ab dem vierten Lebensjahr mussten auch die Kinder der Sklaven in die Zuckerrohrfelder. Ihre Lebenserwartung lag bei 26 Jahren. Aber es kam ja ständig neue „Ware" aus Afrika nach.

Die unmenschlichen Verhältnisse auf den Zuckerplantagen wurden jedoch bald in Europa bekannt, wo sich immer mehr Stimmen gegen den „Blutzucker" aus der Neuen Welt erhoben. „Keine Kiste mit

Zucker kommt in Europa an, an der nicht Blut klebt", schrieb der französische Philosoph Claude Adrien Helvetius Mitte des 18. Jahrhunderts und in Amerika prägte Benjamin Franklin das Wort vom „blutig gefärbten Zucker". Die Zuckerhersteller in der britischen Kolonie Indien machten sich die wachsende Ablehnung der Sklaverei zunutze und warben für ihren Zucker mit dem Slogan: „Ostindischer Zucker – nicht von Sklaven hergestellt."

1791 schließlich kam es zum Sklavenaufstand von San Domingo. Die weißen Herren wurden ermordet, die Zuckerplantagen niedergebrannt und verwüstet. Auch in Kuba, das nach der Vernichtung der reichen Plantagen auf San Domingo das führende Zuckerland geworden war, gärte die Unzufriedenheit. Nach den Aufständen von 1868 und 1871 kam es 1895 zum spanisch-amerikanischen Krieg, in dem die spanische Flotte vernichtet und Kuba selbstständige Republik wurde. Die Zuckergier der Europäer und der Amerikaner aber nahm weiter zu.

Zucker: Medizin und Luxusgut

Als Zucker erstmals in England eingeführt wurde, entsprach der Preis für ein Pfund dem Jahreseinkommen eines Arbeiters. Leisten konnte sich solchen Luxus nur die Oberschicht. Das einfache Volk kam mit dem süßen Genussmittel bestenfalls in Form von Medizin in Berührung. Der seltene Zucker, in Wasser oder Milch gelöst, mit Kräutern vermischt oder zu Sirup verarbeitet, galt wie schon in der Antike und bei den Arabern als Mittel gegen zahllose Krankheiten und wurde grammweise in Apotheken verkauft. Von den Ärzten wurde verlangt, dass sie mit Salben, Kräutern und Tränken ebenso gut ausgestattet waren wie mit fein verzuckerten Gallen und Pillen, mit überzuckertem spanischen Pfeffer, mit verzuckerten Wurmsamen und Zuckerfeigen. Der Verkauf von Zucker und Zuckerwaren bedeutete für die Apotheker eine große Einnahmequelle. Auch als der Zucker aus dem Arzneischrank ins Küchenregal wanderte, ließ sein Ruf als Wunderdroge nicht nach. Zwar rührten sich schon früh Stimmen, die den Zucker für schädlich hielten – so heißt es zum Beispiel in einem Buch aus dem 17. Jahrhundert: „Zucker ist kein Nährstoff, sondern ein Gift und nichts Besseres könnte man tun, als ihn nach Indien zurückzuschicken." Doch das Volk, einmal auf den süßen Geschmack gekommen, hielt sich lieber an den arabischen „Fürsten der Ärzte" Avicenna, der schon um die Jahrtausendwende die Erkenntnis verkündet hatte:

„Meiner Meinung nach kann nichts Süßes von Übel sein." Zucker wurde von Dichtern besungen und alles Schöne, Liebliche und Begehrenswerte hieß fortan zuckersüß. Aber auch zu weniger Lieblichem ließ sich Zucker gebrauchen: Früh entdeckte man den Trick, minderwertige oder verdorbene Lebensmittel damit zu „veredeln" – ein Brauch, der sich bis heute erhalten hat.

Mit dem kostbaren Zucker ließen sich hohe Gewinne durch Schmuggel und Schleichhandel erzielen und zudem Beamte und Richter bestechen. Doch nur der Adel und, mit Einschränkungen, das reiche Bürgertum, konnten es sich leisten, dem süßen Luxus ausgiebig zu frönen. Man hielt sich eigene Zuckerbäcker, ließ Figuren, Pyramiden und Schlösser aus Zuckerguss und Marzipan formen und genoss den teuren Stoff in verschwenderischen Mengen. Von Prinzessin Anna von Sachsen, die sich 1561 mit Wilhelm von Oranien vermählte, wird beispielsweise berichtet, dass sie „zwei Maß Wein sambt einem Pfund Zucker zu sich nehmen konnt, ohne dass ihr das nit zu viel war." Zucker war ein Statussymbol, das man sich einiges kosten ließ. Unter anderem die Gesundheit. Ein Besucher bei Königin Elisabeth I. von England, deren Vorliebe für Konfekt und Süßwaren bekannt war, schrieb 1598 in sein Tagebuch: „Die Zähne der Königin waren schwarz, weil sie zu viel Zucker isst."

Mit der rapide wachsenden Zuckergewinnung in der Neuen Welt aber begann der Zuckerpreis zu fallen – und der Konsum zu steigen. Schon 1662 importierte England, unangefochtenes Zentrum der Zuckerindustrie, 16 Millionen Pfund Zucker. Ein Pfund kostete jetzt nur noch den Gegenwert von drei Dutzend Eiern. Zwanzig Jahre später betrug der Preis nur mehr die Hälfte. Um 1730 wurde der Zuckerverbrauch in ganz Europa auf 150 Millionen Pfund geschätzt, im Jahr 1800 betrug er schon 400 Millionen Pfund. In britischen Armenhäusern wurden auf Staatskosten Süßigkeiten verteilt und zu Beginn des industriellen Zeitalters versüßte Zucker den tristen Alltag der Arbeiter und lieferte ihnen schnell verfügbare, aber leere Kalorien. Aus der exotischen Arznei wurde ein für immer mehr Menschen erschwingliches Konsumgut. Man darf sich von diesen Zahlen aber nicht zu dem Glauben verleiten lassen, schon damals hätte man so viel Zucker gegessen wie heute. Zu Beginn des 19. Jahrhunderts lag in Deutschland der Jahresverbrauch pro Kopf bei etwa 2 Kilo; heute isst der Durchschnittsdeutsche im Jahr rund 45 Kilo. Zucker war damals immer noch ein Gewürz und eine Zutat für festliche Speisen.

Zucker aus der Rübe

Mit den wachsenden Problemen in den Kolonien begannen die Zuckerpreise wieder zu steigen. Es gab Transport-, Devisen- und Steuerschwierigkeiten. Das zuckersüchtige Europa aber verlangte nach dem süßen Stoff. Besonders in Ländern ohne Kolonialbesitz, in denen Zucker ohnehin teurer war, begann man nach heimischen Pflanzen zu suchen, aus denen sich die begehrte Substanz gewinnen ließ. Die Versuche, bestimmte Ahornarten anzuzapfen, um wie die Indianer Nordamerikas Ahornzucker zu gewinnen, wurden aber wegen Unwirtschaftlichkeit bald eingestellt.

Der erfolgreiche Chemiker Andreas Sigismund Marggraf, der unter anderem die Phosphor- und die Ameisensäure entdeckte, stieß bei seiner systematischen Suche nach zuckerhaltigen Pflanzen auf die Runkelrübe. 1747, zur Regierungszeit Friedrichs des Großen, gelang es ihm, aus einheimischen Rübensorten Kristalle zu gewinnen, die denen aus dem Zuckerrohr vollkommen glichen. Doch erst Marggrafs Schüler und Nachfolger als Direktor der Akademie der Wissenschaften in Berlin, Franz Karl Achard, war es vergönnt, die wissenschaftlichen Erkenntnisse seines Lehrers „zum Wohle der Mitbürger und zur Ehre der Heimat im Großen nutzbar zu machen“, wie er 1799 in der Akademie sagte. Seit 1786 beschäftigte er sich auf seinem Gut Kaulsdorf bei Berlin mit dem Anbau der Runkelrübe und der Zuckergewinnung. Als das Gut bis auf die Grundmauern niederbrannte und Achard in finanzielle Schwierigkeiten geriet, gewährte ihm König Friedrich Wilhelm III, den der Forscher regelmäßig über die Ergebnisse seiner Studien unterrichtete, einen Kredit von 50 000 Talern. Achard erwarb das Gut Cunern in Schlesien und baute dort im Jahr 1801 die erste Rübenzuckerfabrik der Welt. Das Bemühen, vom Rohrzuckermonopol Englands unabhängig zu werden, stieß nicht überall auf Gegenliebe. Die Ämter waren misstrauisch und der englische Handel fühlte sich bedroht. 200 000 Taler bot man Achard, wenn er seine Versuche einstellte. Der Forscher ließ sich jedoch nicht bestechen.

Die großen Feldherren lieben den Zucker

Alexander der Große brachte das Zuckerrohr aus dem fernen Osten nach Europa; einem anderen berühmten Feldherrn, Napoleon, verdanken wir den Industriezucker aus der Rübe. Angesichts der mächtigen Rohrzuckerlobby wären Achards Erfolge bei der Zuckergewinnung aus Rüben wohl lange nicht im großen Stil zum Tragen gekommen. Die politische Lage jedoch begünstigte den Rübenzucker.

Die Erbfeinde England und Frankreich lagen einander wieder einmal in den Haaren, die Briten schnitten die französischen Rohrzuckerraffinerien vom Rohmaterial ab, was die Zuckerpreise in die Höhe trieb, und 1806 verhängte Napoleon die Kontinentalsperre. Britische Schiffe durften ihre Waren nicht mehr in europäischen Festlandhäfen löschen. Das süße Genussmittel wurde rar in Europa. Der Zuckerschmuggel blühte. Die an süße Kost gewohnten Soldaten murrten. Die Franzosen griffen auf Achards Entdeckungen zurück und Kaiser Napoleon verfügte durch Dekret die Einführung der Rübenzuckerproduktion. Zwar fehlte es anfangs noch an Rübensamen, das vom Kaiser befohlene Soll von 32.000 Hektar Zuckerrübenanbau konnte nicht erfüllt werden, aber schon 1812 gewannen in Frankreich 150 Fabriken Zucker aus Rüben. Napoleon kurbelte die Zuckerindustrie nach Kräften an und versprach Steuerfreiheit für Verbesserungen des Produktionsverfahrens. Der Rübenzucker fand reißenden Absatz, denn er war vom Rohrzucker aus den Kolonien nicht zu unterscheiden. Vor allem der französische Zuckerrübenpionier Crespel Delisse setzte sich für die Ausbreitung der neuen Techniken ein, auch dann noch, als nach Napoleons Verbannung die Kontinentalsperre aufgehoben wurde und billiger Rohrzucker aus den überfüllten Lagern Englands die Zuckerpreise ins Bodenlose fallen ließ. In Deutschland kam die Zuckerrübenindustrie fast zum Erliegen, in Frankreich hingegen sicherte der Staat durch Schutzzölle das Überleben der jungen Industrie.

Zucker in rauen Mengen

Der Triumph der britischen Rohrzuckerhändler währte nicht lange. Viele der Kolonien erlangten die Selbstständigkeit und 1834 schließlich verbot die britische Regierung die Sklaverei in den Kolonialgebieten, nachdem schon 1807 der transatlantische Sklavenhandel untersagt worden war. Die Zuckerfarmer in der Karibik waren über Nacht ruiniert. Die Europäer kümmerte das wenig, denn sie mussten ihren heißgeliebten Zucker nicht entbehren. Der Beginn der Industrialisierung und verbesserte Herstellungsverfahren machten immer größere Mengen an Zucker zu immer günstigeren Preisen möglich. Schon um 1850 gab es in Deutschland über 100 Rübenzuckerfabriken. Um diese Zeit traten übrigens auch andere wertlose und denaturierte Nahrungsmittel, wie beispielsweise die Auszugsmehle, ihren für die Industrie ebenso lohnenden wie für die Volksgesundheit verhängnisvollen Siegeszug in der zivilisierten Welt an. Auch in Deutschland schützte der Staat nun den Zucker. 1834 wurde der deutsche Zollverein gegründet und 1835 drückte die landwirtschaftliche Lobby den Zollschutz für einheimischen Zucker durch.

Für den Staat war Zucker immer ein Geschäft. Früher wurden Zölle auf die Einfuhr von Rohrzucker erhoben und nun verdiente man am Rübenzucker: Die so genannte Zuckersteuer brachte dem Fiskus bis zu ihrer Abschaffung im Jahr 1993 ansehnliche Summen ein. Die Zuckerrübe verbreitete sich nun in ganz Europa, immer ertragreichere Rüben wurden gezüchtet, die Anbaumethoden und die Fabrikationsverfahren weiter verbessert. Die Häfen, lange Zeit Einfuhrhäfen für Zucker aus der Neuen Welt, wurden nun Exporthäfen. 1874 wurden in Hamburg 12 000 Tonnen deutscher Zucker verladen. 1884 gab es in Deutschland 408 Zuckerfabriken und 57 Raffinerien.

Die Welt erstickte im Zucker – Rübenzucker aus den europäischen Ländern und Rohrzucker aus den ehemaligen Kolonien, für die Zucker die Haupteinnahmequelle war, überfluteten den Weltmarkt. Die Kilopreise rechnete man jetzt in Pfennigen. Um die Wende des 19./20. Jahrhunderts wurden weltweit über 10 Millionen Tonnen Zucker verbraucht und der Bedarf stieg weiterhin rasch. Internationale Zuckerkonferenzen werden einberufen, um über Export, Import, Zölle, Strafzölle, Prämien, staatliche Stützungen und Vergünstigungen zu beraten und vor allem natürlich um die Zuckernachfrage zu fördern. Bis in die heutige Zeit müssen Krisen überwunden, Regelungen verabschiedet, Produktionsquoten abgesprochen und Angebot und Nachfrage geregelt werden. 1968 wurde die „Internationale Zucker-Organisation" mit Sitz in London gegründet. Die EU ist in diesem Zuckerrat mit 332 von 2000 möglichen Stimmen die führende Kraft. Aus dem Handel mit dem süßen Gewürz ist ein mächtiger und komplizierter Machtfaktor der Weltwirtschaft geworden, aus dem Luxus der Aristokratie eine billige Massenware. Die einst königliche Spezerei ist heute Hauptbestandteil jedes Dauerlutschers.

Zucker ist Macht

Die weltweiten Verknüpfungen der modernen Zuckerindustrie sind unüberschaubar. Internationale Firmenimperien entstanden auf der Grundlage des weißen Genussmittels. Um den süßen Markt wurden und werden noch immer gnadenlose Machtkämpfe ausgefochten, in denen nur die Stärksten und Cleversten überleben und Riesenprofite erzielen können. Die Zuckerkönige verschieben die süße Ware flottenweise über alle Grenzen von Ländern und politischen Ideologien hinweg, beraten Politiker und Revolutionäre und wissen sich immer geschickt auf die Seite der gerade Mächtigen zu schlagen.

„Ohne Zucker kann niemand ein Imperium zusammenhalten", sagte Charles J. Bluhdorn, der Begründer des vielseitigsten Firmenkonglomerats der Welt, der Gulf & Western Industries. Doch die etablierten Zuckerriesen, deren Macht teilweise noch aus der Kolonial- und Sklavenzeit stammt, müssen sich immer wieder gegen aggressive Neulinge zur Wehr setzen, die ein Stück des süßen Territoriums für sich erobern wollen.

Anfangs standen sich die Rohr- und Rübenzuckererzeuger feindlich gegenüber. Als vor ungefähr 100 Jahren die künstlichen Süßstoffe erfunden wurden, schlossen die beiden Kontrahenten ein Zweckbündnis gegen den neuen Feind aus der Retorte. Zudem wuchs die Zucker verarbeitende Industrie – die Süßwaren- und Limonadenhersteller – zu einer mächtigen und einflussreichen Lobby heran, die wiederum die Zuckerindustrie unter Druck setzt, indem sie statt auf Zucker auf andere Süßmittel zurückgreift, zum Beispiel auf die aus Maisstärke gewonnene Isoglukose. Erbarmungslos wird um Preise und Marktanteile gekämpft. Politiker und Wissenschaftler sind in diesem Milliardenspiel zu austauschbaren Figuren geworden, die man beliebig für die Interessen des Zuckers einsetzen kann. Dieser Verfilzung von Politik, Wissenschaft und Industrie ist es zuzuschreiben, dass die Gefährlichkeit des süßen Genussmittels nach wie vor verharmlost oder ganz verschwiegen wird. An der Basis der Zuckermacht steht der Verbraucher. Er muss die ungesunde süße Suppe auslöffeln, die ihm mit immensem Werbeaufwand schmackhaft gemacht wird. Und er muss die gesundheitlichen Konsequenzen erdulden, die der wachsende Zuckerverbrauch mit sich bringt.

Die Zuckerbombe
Die süße Droge im Körper

Gelegenheiten, Zucker zu essen, gibt es mehr als genug. Nugatcreme zum Frühstück, ein Schokoriegel zwischendurch, Cola zum Mittagessen, ein Stück Kuchen zur Kaffeepause, Pudding zum abendlichen Nachtisch und beim Fernsehen oder im Kino noch eine Hand voll Gummibärchen. Ein Bonbon als Belohnung für ein braves Kind, eine „Kummerpraline", wenn man sich niedergeschlagen und frustriert fühlt, und die Schlacht am Dessertbüffet zu Geburtstagen und anderen Festen. Unzählige Werbespots und Anzeigen machen uns den Zucker in seinen vielfältigen Verkleidungen schmackhaft. Die süße Verführung ist allgegenwärtig und gewöhnlich essen wir gedankenlos in uns hinein, was uns als „rasche Energie" oder „süße Belohnung" angepriesen wird. Dass ein Bonbon zur Bombe werden kann, ist jedoch nur den wenigsten bewusst. Untersuchen wir in diesem Kapitel also, was in unserem Körper vorgeht, wenn wir isolierten Zucker, gleich in welcher Form, zu uns nehmen.

Karies liebt Zucker

Ob wir nun einen Schokoriegel essen oder Cola trinken – unsere Zähne kommen als Erste mit dem Zucker in Berührung. Eigentlich sind die Zähne die härtesten und widerstandsfähigsten Teile unseres Körpers. Bei archäologischen Ausgrabungen wurden viele Zähne gefunden, die in der Erde unversehrt Jahrtausende überdauerten. Der Zucker aber hilft nach Kräften mit, schon in kurzer Zeit hässliche und schmerzhafte Löcher in sie zu graben.

Karies ist eine typische Zivilisationskrankheit. Etwa 99 Prozent der Bevölkerung in den Industrienationen sind von der Zahnfäule befallen. Auch die meisten Kinder haben bereits kariöse Zähne. Selbst die Zuckerindustrie, die hartnäckig den Zusammenhang des Zuckerkonsums mit den ernährungsbedingten Zivilisationskrankheiten leugnet, gibt seit einiger Zeit zu, dass Zucker „einer der Faktoren ist, die Karies begünstigen“, obwohl solche Aussagen meist wieder relativiert werden mit abwiegelnden Slogans wie „Zucker allein verursacht keine Karies“ und dem Rat, dass Zahnhygiene das Kariesproblem löst und man deshalb unbedenklich Zucker essen kann.

In Wirklichkeit aber ist Zucker der zentrale Faktor bei der Entstehung von Karies. Selbst die amerikanische Gesundheitsbehörde FDA, die für gewöhnlich die gesundheitlichen Gefahren des Zuckerkonsums bagatellisiert, kommt zu dem Schluss, dass Zuckerkonsum „signifikant zur Entstehung von Zahnkaries beiträgt.“ Nicht von ungefähr fällt die explosionsartige Verbreitung der Zahnfäule zeitlich mit dem Populärwerden des raffinierten Zuckers zusammen. Viele Versuche haben erwiesen, dass Völker, die ihre traditionellen Ernährungsgewohnheiten beibehalten haben und bei denen isolierter Zucker unbekannt ist, nahezu kariesfrei sind. Kommen diese gesunden Menschen mit Zucker und Zivilisationskost in Berührung, so hat binnen kürzester Zeit der Zahnarzt viel zu bohren. Auch die Gegenprobe wurde gemacht. Als während des Zweiten Weltkrieges in manchen Ländern statt Zuckerrüben Getreide angebaut wurde und der Zuckerkonsum zwangsweise sank, verringerte sich der Kariesbefall der Bevölkerung.

In den sechziger Jahren führte der Zahnarzt Dr. Schnitzer in Mönchsweiler einen interessanten Versuch durch. Mit dem Einverständnis der Eltern wurden Süßwaren an den Schulen verboten, die Bewohner des kleinen Schwarzwalddorfes gingen zu Vollkorn über und ersetzten den Fabrikzucker auf ihrem Speiseplan durch Früchte. Das Ergebnis nach fünf Jahren war eindeutig: Bei den Ein- bis Dreijährigen gab es keine Karies mehr, 86,5 Prozent der Drei- bis Sechsjährigen waren kariesfrei, bei den Sechs- bis Zehnjährigen ging die Karies um 31 Prozent zurück, bei den Zehn- bis Vierzehnjährigen um 36,5 Prozent.

Zucker: Energie für Bakterien

Zucker ist nicht die einzige Ursache von Karies, aber mit Abstand die schwer wiegendste. Völlig zu Recht wird Zucker als Zahnkiller bezeichnet. Karies entsteht folgendermaßen: Durch Bestandteile des Speichels und Speisereste bildet sich Zahnbelag, die so genannte Plaque, eine zähklebrige Kultur für Milliarden von Mikroorganismen im Mundraum. In einem Millimeter dieses Belags tummeln sich 100 bis 500 Millionen Bakterien. Zucker sowie zuckerhaltige Nahrungsmittel und Getränke sind hierfür die ideale Kraftnahrung. Zucker macht sie stark und kann von ihnen außerordentlich gut und rasch verarbeitet werden. Besonders klebrige Süßigkeiten (Schokoriegel, Bonbons, Kaugummi etc.), aber auch schluckweise getrunkene süße Getränke sind bei den Bakterienkolonien beliebt. Die Bakterien wandeln bei ihrem Stoffwechsel den Zucker in Säure um. Übrigens gibt es Bakterienarten, die ausschließlich aus Saccharose (dem Haushaltszucker) Säuren bilden. Das Sauerwerden der Zahnbeläge beginnt bereits Minuten nach dem Genuss von Zucker und kann bis zu sechs Stunden anhalten. Die dabei gebildeten Säuren sind außerordentlich aggressiv. Sie greifen den Zahnschmelz an, lösen Mineralstoffe aus ihm heraus, weichen seine Härte also auf und zerfressen ihn. Der ursprünglich so harte Zahnschmelz wird brüchig und die Bakterien können nun in den Zahn eindringen. Zahnschmerzen treten auf, wenn der harte Schmelz zersetzt ist und die Karies sich ins darunter liegende weichere Zahnbein gegraben hat. Greift jetzt nicht der Zahnarzt ein, kommt es zur Entzündung der Zahnwurzel und schließlich zum Verlust des Zahns. Kariöse Zähne stellen außerdem bakterielle Infektionsherde (Streuherde) dar, die auf das Wohlbefinden des gesamten Organismus Einfluss haben können.

Zucker ist ein überaus aggressiver Zahnkiller. Der Zahnarzt Dr. Schnitzer sagt: „Innerhalb von 30 Minuten durchdringt er den Zahn." Der Grund dafür ist, dass Zucker den osmotischen Druck des Speichels um ein vielfaches heraufsetzt und von diesem Überdruck wie ein Sprengkeil in alle Ritzen und Lücken der Zähne gepresst und dort lange gehalten wird. Zucker hemmt außerdem die Fermentaktivitäten im Speichel, was bedeutet, dass größere Mengen von Zucker im Mundraum liegen bleiben – willkommene Nahrung für die sich rasch ausbreitenden Karieskolonien. Übrigens ist der beliebte Zuckeraustauschstoff Fruktose (Fruchtzucker) in seiner isolierten Form für die Zähne vermutlich noch schädlicher als der gewöhnliche Haushaltszucker. Bei der Zerstörung unserer Zähne leistet der Zucker gründliche Arbeit: Ein süßer Zahn wird immer krank. Auch Zahnfleischbluten und Parodontose sind ernährungsbedingte Leiden, an denen Zucker Mitschuld trägt.

Bei Zucker wird jeder Zahn schwach

Gegen Karies gibt es nur eine wirksame Hilfe: Keinen Zucker mehr essen *und* regelmäßig gründlich die Zähne putzen. Die Zuckerindustrie glaubt, Letzteres sei genug: „Ein sauberer Zahn wird nicht krank. Auf den guten Geschmack mit Zucker brauchen wir nicht zu verzichten."

Bedeutet das, dass 99 Prozent der Bevölkerung an Karies leiden, weil sie sich die Zähne nicht putzen? Bei den Völkern, die Jahrhunderte und Jahrtausende ohne Karies und ohne Zahnarzt lebten, war es mit dem Zähneputzen bei weitem nicht so gut bestellt wie bei jeder durchschnittlichen Familie in einer Industrienation heute. Noch nie wurde so viel Aufwand betrieben, die Zähne sauber zu halten, wie in unserer Zeit. Doch allen neuartigen Zahncremes und Zahnbürsten, Aufbaupräparaten und Fluortabletten, Mundduschen und Zahnseiden zum Trotz zerfrisst Karies weiterhin unser Gebiss – und die Konten der Krankenkassen.

Die Eskimos litten trotz mangelhafter Zahnhygiene nicht an der Zahnfäule, wir hingegen pflegen unsere Zähne regelmäßig und doch haben sie Löcher. Das veranlasste so manchen zu dem Glauben, Karies sei eine Sache von Vererbung oder Veranlagung. Doch auch die strahlenden, makellosen Gebisse der Eskimos und anderer Naturvölker fielen binnen kurzer Zeit der zuckersüßen Mangelnahrung zum Opfer, wenn diese erst einmal als eine von vielen Errungenschaften des Fortschritts zu jenen abgelegenen Plätzen der Welt vorgedrungen war. Karies ist ausschließlich eine ernährungsbedingte Krankheit, bei der Zucker die wichtigste Rolle spielt.

Hier nur ein Beispiel von vielen, das diese Tatsache belegt: Für die Bevölkerung der südatlantischen Insel Tristan da Cunha waren Zucker und Auszugsmehl noch um 1930 Luxusgüter, die einer Hand voll Regierungsbeamter vorbehalten blieben. Nur 1,8 Prozent der Menschen litten zu der Zeit an Karies. In den nächsten Jahren hielt die Zivilisationskost Einzug auf Tristan da Cunha. Die Ernährungsgewohnheiten der Bevölkerung veränderten sich radikal. Im Gefolge der süßen Zivilisation reiste unter anderem die Karies. 1952 wurden pro Kopf und Jahr 30 Kilo Zucker und 45 Kilo Auszugsmehle verbraucht – und 50 Prozent der Zähne waren von Karies befallen. Knapp zehn Jahre später wurde auf Tristan da Cunha bei 98 Prozent der Bevölkerung Karies festgestellt. Der Zuckerkonsum war auf 50 Kilo pro Person gestiegen. Die Insulaner hatten sich binnen 30 Jahren an die westlichen „Vorbilder" angepasst.

Immer wieder wird das „zahnhärtende" Mineral Fluor als Wundermittel gegen den Zahnverfall ins Gespräch gebracht, bis hin zu dem Vorschlag, das Trinkwasser mit Fluor anzureichern. Wissenschaftler laufen Sturm gegen solche „Zwangsmedikation“ und „Brunnenvergiftung“, denn ein Zuviel von diesem Mineral, das der Körper nur in sehr geringen Mengen benötigt, ist giftig und kann ernste Gesundheitsschäden verursachen. Karies ist aber keine Fluor-Mangelkrankheit, sondern vor allem die Folge falscher Ernährung.

Reizender Zucker

Nachdem der Zucker seine Aufgabe als „Zahn-Abbruchunternehmer“ – so ein Comic – erfüllt hat, dringt er in Richtung Magen und Darm vor. Der Körper hat nun viel zu tun, um die Zuckerbombe zu entschärfen.

„Zuckerlösungen sind starke Reizmittel für unsere Schleimhäute im Magen und Zwölffingerdarm – und zwar, je konzentrierter die Lösungen, desto stärker die Reizung“, schreibt Professor Dr. Harald Stumpf. Säuregrad und Aktivität des Magensaftes steigen an. Die Folge ist ein vermehrtes Hungergefühl, das oft wieder mit Süßigkeiten befriedigt wird. Wir werden später im Einzelnen auf diesen Teufelskreis zurückkommen. Dr. Stumpf fährt fort: „Chronische Überreizung der Schleimhäute bringt vor allen Dingen bei weniger vitalen Menschen früher oder später die chronische Ermüdung und im Zusammenhang mit dem bei Zuckergenuss fast immer manifesten Vitamin-B-Mangel ein Versiegen der Salzsäurebildung des Magens. (...) Appetitstörungen und weiterer Vitalitätsschwund sind bei Zuckergenuss also zwangsläufig die Folge.“ Zucker lockt Säure, ohne sie binden zu können. Für die Schleimhäute bedeutet das eine erhebliche Belastung. In der Umgebung des Mundes kann das zu Lymphknotenschwellung, Schnupfen, Sinusitis und zu eitrigen Mandeln führen.

Die Übersäuerung von Magen und Darm hat eine ganze Reihe schädlicher Auswirkungen. Das Säure-Basen-Gleichgewicht im Körper wird gestört, der pH-Wert des Blutes verändert sich. Die heute so weit verbreiteten Magen- und Dickdarmentzündungen und -geschwüre werden dadurch begünstigt. Bei Menschen, die an der Crohnschen Krankheit leiden, einer äußerst unangenehmen Darmerkrankung, deren Entstehung der Schulmedizin noch weit gehend unbekannt ist, wurde ein überdurchschnittlich hoher Zuckerkonsum festgestellt. Viele Ärzte ordnen bei Morbus-Crohn-Kranken den völligen Verzicht auf Zucker und Weißmehl an. Professor Yudkin berichtet, dass man die Irritationen, die Zucker an den Magenwänden hervorruft, sogar mit einem Gastroskop beobachten kann. Diese Reizungen der empfindlichen Schleimhäute in Speiseröhre und Magen sind laut Professor Yudkin unter anderem „aller Wahrscheinlichkeit nach die Ursache des Sodbrennens".

Dr. med. M. O. Bruker, der inzwischen verstorbene Leiter eines überregionalen Zentrums für Ganzheitsmedizin und einer der Vorkämpfer für gesunde Ernährung, stellte fest, dass Zucker die Darmflora verändert und die Verträglichkeit und Bekömmlichkeit anderer Nahrungsmittel, zum Beispiel von Vollkornprodukten und Rohkost, verhindern kann. Zucker begünstigt nämlich Säure liebende Bakterien und verdrängt durch deren übermäßiges Wachstum die wichtigen Laktobazillen. Das schafft einen weiteren Zucker-Teufelskreis, denn gerade die Verträglichkeit von Lebensmitteln, die dem Körper die Vitamine und Mineralstoffe zuführen, die der Zucker ihm entzieht, wird durch Zucker gestört. Dr. Bruker sagt dazu: „So ist der Industriezucker nicht nur an der Entstehung der Zivilisationskrankheiten beteiligt, sondern verhindert auch ihre Heilung." Eine gestörte Darmflora begünstigt zudem das Eindringen von Pilzinfektionen, die in unserer Zeit alarmierend zunehmen. Häufigster Erreger ist der parasitäre Hefepilz Candida, der Zucker und raffinierte Kohlenhydrate als Nährsubstrat bevorzugt. Heute sind schon bei 50 Prozent aller gesunden Menschen Candida-Infektionen nachweisbar. Diese pathogene (krankheitserregende) Hefe bevorzugt Zucker und andere raffinierte Kohlenhydrate wie Auszugsmehle als Nährsubstrat im Darm. Dank Zucker vermehrt sich der Pilz üppig und sorgt für die Produktion von Gas und Alkohol im Darm. Der Pilz Candida albicans kann Zucker in Alkohol verwandeln, was bei hohem Zuckerkonsum sogar zu Leberbelastungen führen kann.

Der Vitaminräuber schlägt zu

Zucker, wie alle Kohlenhydrate, wird im Dünndarm in für den Körper verwertbare Energie umgewandelt. Die Aufgabe des Dünndarms besteht darin, die aufgenommenen Nahrungsstoffe in kleinste chemische Baueinheiten umzuwandeln und durch die Darmwand in die Blutbahn zu befördern. Diesen Vorgang nennt man Resorption. Kohlenhydrate werden dadurch zu Einfachzuckern abgebaut. Durch die Pfortader gelangen sie zur Leber, wo sie als Glykogen zur Reserve gespeichert oder als Blutzucker in die Blutbahn abgeleitet werden. Bei diesem Stoffwechselprozess ist das harmonische Zusammenspiel einer Reihe von Enzymen, Vitaminen und Mineralstoffen unerlässlich. Diese Stoffe werden vom Körper bei der Verdauung verbraucht und müssen ihm mit der Nahrung regelmäßig zugeführt werden.

Vollwertige Nahrung wie Obst, Gemüse oder Vollkorn führt diese Stoffe auf natürliche Weise mit sich, oft sogar mehr als tatsächlich benötigt wird, um eventuelle Mängel auszugleichen. Die isolierten Nahrungsmittel aber, zum Beispiel Zucker oder Auszugsmehl, müssen diese Stoffe dem Körper entziehen und geben ihm nichts dafür zurück. Sie sind also Vitalstoffräuber. Isolierter Zucker führt dem Körper keine einzige lebensnotwendige Substanz zu. Vitamine? Mineralstoffe? Enzyme? Faserstoffe? Fehlanzeige! Zucker ist auf der ganzen Linie eine Null. Nur Kalorien führt er dem Körper zu, nackte, leere Kalorien, von denen der Durchschnittsbürger ohnehin schon viel zu viele futtert.

Vor allem das Vitamin B_1 ist für die Stoffwechselprozesse unentbehrlich. Ohne die Vitamine des B-Komplexes ist der Abbau von Zucker nicht möglich. Erhöhter Zuckergenuss hat also auch einen erhöhten Vitamin-B-Bedarf zur Folge. Da Zucker keinerlei Vitamine mit sich führt, müssen andere Nahrungsmittel „in die Bresche springen“ und den Bedarf decken. Sind diese anderen Nahrungsmittel ebenso vitaminarm (wie Produkte aus weißem oder grauem Mehl), so hat der Körper das Nachsehen. Die ernährungsbedingten Zivilisationskrankheiten, die wir nachfolgend behandeln werden, sind vor allem auf den Mangel an Vitalstoffen und die daraus entstehenden Stoffwechselstörungen zurückzuführen. Vitalstoffmangel ist in den Industrieländern weit verbreitet. Es wurde festgestellt, dass 67 Prozent der deutschen Bevölkerung ihren Bedarf an Vitamin B_1 nicht decken. Der chronische Mangel an Vitamin B_1 hat für den Körper ernste Folgen. Dr. Bruker sagt dazu: „Die wissenschaftlichen Ergebnisse der Vitamin-B_1-Forschung bringen einen unumstößlichen Beweis dafür, dass der Mangel an diesem Vitamin imstande ist, praktisch jede Krankheit zu erzeugen, da ein gestörter Ablauf des Kohlenhydratstoffwechsels infolge der innigen Verflechtung mit dem Eiweiß- und Fettstoffwechsel eine Art Kettenreaktion von Störungen im gesamten Stoffwechsel hervorbringen kann.“ Vollwertige Kost hingegen deckt den Vitaminbedarf. Das naturbelassene Weizenkorn beispielsweise führt dem Körper ungefähr ein Drittel mehr Vitamin B_1 zu als zu seiner Verdauung notwendig ist.

Doch nicht nur Vitamin B_1 verschlingt der Zucker, ohne es zurückzuerstatten, auch viele andere Vitalstoffe – Vitamine, Mineralstoffe wie Kalzium, Phosphor, Magnesium und Chrom – werden ersatzlos bei seiner Verarbeitung verbraucht. Ein hoher Zuckerkonsum kann also zu einer Unterversorgung des Körpers mit lebenswichtigen Vitalstoffen führen, was sich in einer Reihe von Beschwerden wie Schlappheit, Leistungsschwäche, gestörtem Schlafrhythmus und Herabsetzung der Widerstandsfähigkeit gegen Infekte und Hautschäden äußern kann – und bei dauerhaftem Mangel zwangsläufig zu Krankheit führt.

Manche Wissenschaftler bezeichnen den Zucker auch als Kalkräuber ersten Ranges. Kalkmangel wiederum hat fatale Folgen für die ohnehin schon kariesgeplagten Zähne und für die Knochensubstanz; vor allem im Alterungsprozess in Zusammenhang mit Osteoporose und bei Kindern, deren wachsender Körper dringend auf diesen lebenswichtigen Stoff angewiesen ist. In Kapitel 5 gehen wir darauf näher ein.

Die vitalstoffarme Zivilisationskost unserer Zeit unterstützt den Zucker bei seiner Arbeit. Sie kann das Vitalstoffdefizit nicht ausgleichen und trägt vielmehr durch andere Mangelpräparate wie Auszugsmehle noch zu diesem Raubbau am Körper bei.

Insulinalarm

Alle Kohlenhydrate werden im Dünndarm zu Einfachzucker abgebaut, damit der Körper sie als Energie nutzen kann. Bei kohlenhydrathaltigen Lebensmitteln wie Obst, Gemüse oder Getreideprodukten geschieht dies langsam, das heißt, die Einfachzucker gelangen nicht alle gleichzeitig ins Blut, sondern erst nach und nach in einem natürlichen Rhythmus, weil ihre komplexen Molekülstrukturen (Vielfachzucker, genannt Polysaccharide) erst zu Einfachzucker abgebaut werden müssen. Der Körper kann seinen gesamten Bedarf an Glukose aus diesen Kohlenhydraten beziehen. Das wichtigste Nahrungskohlenhydrat ist die Stärke, die im Getreide und in Getreideprodukten in Hülle und Fülle vorhanden ist (ein weiterer Hinweis, warum Fabrikzucker für den Körper vollkommen unnötig ist). Die isolierten Zucker aber, die in so vielen Speisen und Getränken enthalten sind, werden vom Darm rasch verarbeitet, durchdringen sofort überfallartig und schubweise die Darmwände und verursachen so einen rapiden und dramatischen Anstieg des Blutzuckerspiegels.

Der Zucker im Blut heißt Glukose und ist eine der Energiequellen für jede Zelle in unserem Körper. Etwa 300 Milligramm Glukose stündlich verbraucht der Mensch pro Kilogramm Körpergewicht. Diese Glukose kann auch aus folgenden Quellen stammen: Aus der Nahrung, aus den Glykogendepots in Leber und Muskeln sowie aus der Glukoneogenese, der Glukosebildung aus Nicht-Kohlenhydraten wie Eiweiß und Fett. Bei jeder unserer Bewegungen verbrennen die Muskeln zunächst Glukose, welche jedoch entgegen verbreiteter Fehlmeinung nicht aus dem Blutzucker stammt. Die andere wichtige Energiequelle für die Muskeln ist Fett.

Die Großhirnrinde jedoch ist bei ihren vielfältigen Tätigkeiten ausschließlich auf Glukose – hier nun vorwiegend aus dem Blutzucker – angewiesen. Sie steuert nicht nur sämtliche körperlichen Abläufe, sondern auch unsere Gedanken, Gefühle und Reaktionen. Für einen normalen Ablauf der körperlichen Funktionen ist also eine gleichmäßige und konstante Glukoseversorgung des Gehirns notwendig. Die dafür im Blut benötigte Menge entspricht unabhängig von Alter und Geschlecht erstaunlicherweise kaum zwei Teelöffeln (80 bis 120 Milligrammprozent). Der Körper hält diesen genau eingestellten Pegel des Blutzuckerspiegels aufrecht, indem er ihn aus eigenen Reserven – aus dem Glykogendepot, aus den Fettdepots und aus körpereigenem Eiweiß – mit der exakt benötigten Menge an Glukose versorgt. Eine Steuerung von außen, zum Beispiel durch Aufnahme von Zucker, ist nicht nur unnötig, sondern bringt diese fein abgestimmte Balance durcheinander.

Wenn Sie Süßwaren essen, denken Sie immer daran, dass die normale Blutzuckermenge nur etwa zwei Teelöffeln Zucker entspricht. Ein Stück Schokoladenkuchen aber enthält bis zu sieben Teelöffel Zucker. Viel zu viel also, um vom Blutkreislauf aufgenommen und verbraucht zu werden. Auch die Aufnahmefähigkeit der Leber und der Muskeln, wo überflüssige Glukose als Glykogen gespeichert wird (insgesamt etwa 400 Gramm), ist äußerst beschränkt. Bei den meisten Menschen sind die Glykogendepots aufgrund von Bewegungsmangel ohnehin ständig überfüllt.

Die Zuckerbombe bringt also das fein abgestimmte und von verschiedenen Hormonen gesteuerte Gleichgewicht des Blutzuckers durcheinander. Die Blutzuckerkurve steigt rasch an, als Folge davon pumpt die Bauchspeicheldrüse das Hormon Insulin ins Blut. Insulin hat die Aufgabe, den Blutzuckerspiegel wieder zu senken. Der starke

Reiz der Zuckerbombe bringt die Bauchspeicheldrüse jedoch dazu, in einer Art Notreaktion zu viel Insulin abzusondern. Der Blutzuckerspiegel pendelt sich deshalb nicht auf seinen Normalwert ein, sondern das überschüssige Insulin entzieht dem Blut mehr Glukose als notwendig. Das Resultat: Der Blutzuckerspiegel fällt unter den Normalwert, was bedeutet, dass Muskeln, Zellen, Organe und Gehirn nicht mehr ausreichend mit Energie versorgt werden können. Die Folge: ein drastischer Leistungsknick. Dieser Mangelzustand, Hypoglykämie genannt, wird nachfolgend noch näher untersucht. Der Körper muss auch ihn jetzt wieder in Balance bringen. Er tut dies, indem er an das Gehirn Heißhunger meldet. Wird dieser Heißhunger nun durch die nächste Zuckerbombe gestillt, so beginnt das Spiel von neuem. Dass die Bauchspeicheldrüse mancher Menschen bei diesem tagtäglichen, jahrzehntelangen Dauerstress allmählich schlapp macht und nicht

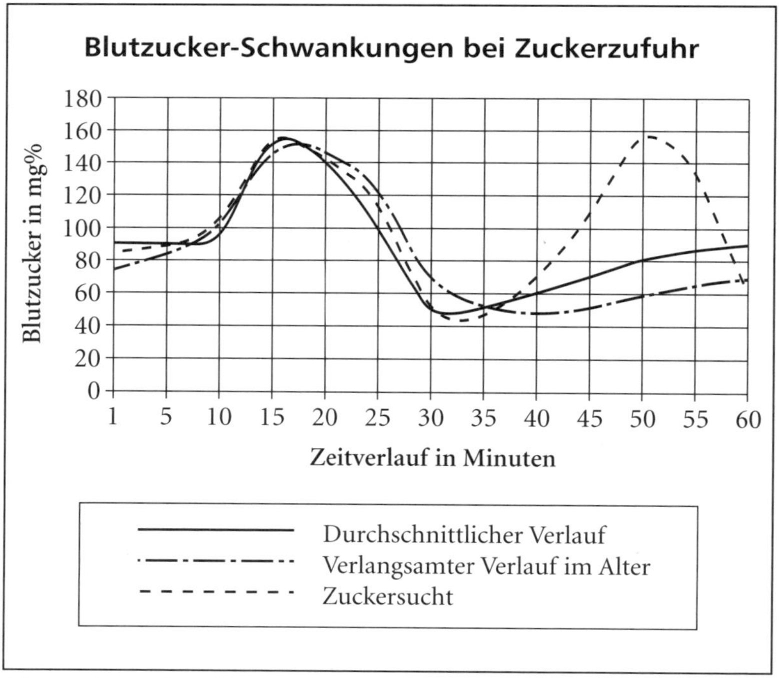

Blutzuckerspiegel bei Zufuhr von raffiniertem Zucker und Entstehung der „Zuckersucht"

mehr genügend Insulin produziert, ist klar. Die Folge: Diabetes mellitus – Zuckerkrankheit. Von Zuckerbefürwortern wird verkündet, dass Diabetes nicht durch den Verzehr von Zucker verursacht wird, sondern eine genetisch bedingte, vererbbare Stoffwechselstörung ist. Vererbt wird aber nicht die Krankheit selbst, sondern nur die Anlage, sie zu entwickeln. Ob sie tatsächlich zum Ausbruch kommt, hängt aber von den Belastungen ab, die auf die Bauchspeicheldrüse einwirken – also von den Ernährungsgewohnheiten.

Etwa 10 bis 20 Minuten nach der Zuckeraufnahme setzt der „Zuckerstoß" ein. Danach fällt der Blutzuckerspiegel aufgrund der Insulinausschüttung ab. Etwa 20 Minuten nach dem „Zuckerhoch" wird der Tiefpunkt erreicht. In dieser Phase setzt der „Heißhunger" ein. Wird auf diesen Heißhunger durch erneute Zuckerzufuhr reagiert, führt dies zu einem Teufelskreis, der in einer „Zuckersucht" enden kann. Im Alter verlangsamt sich die Rückkehr zu einem ausgeglichenen Blutzuckerspiegel.

Was aber geschieht mit dem Zucker, der vom Insulin beseitigt wird? Alles, was nicht im auf maximal 400 Gramm begrenzten Speicher der Leber und der Muskulatur als Glykogen, die Reserve für energiearme Zeiten, aufbewahrt werden kann, wird in Fett umgewandelt. Da die Glykogenspeicher bei den meisten Menschen überfüllt sind, kann man davon ausgehen, dass die gesamte Zuckermenge in Fett umgewandelt wird. Zucker ist also auch ein gefährlicher Dickmacher, und zwar in zweifacher Hinsicht, denn er führt dem Körper nicht nur leere Kalorien zu, die zu Fett umgewandelt werden, sondern wie wir im nächsten Abschnitt sehen werden, verhindert er auch den Abbau von Fettreserven.

Der glykämische Index

Seit einigen Jahren wird zur Entlastung des Gesundheitsfeindes Zucker immer wieder folgende These aufgestellt: Auch andere kohlenhydrathaltige Nahrungsmittel, zum Beispiel Brot, Reis oder Kartoffeln, führen zu einer Erhöhung des Blutzuckerspiegels und zur Ausschüttung von Insulin mit allen oben beschriebenen negativen Folgewirkungen. Die Ernährungsempfehlungen des US-Bestsellers *Sugar Busters* (deutscher Titel: *Zucker-Knacker*), der eigentlich über die schädlichen Wirkungen von Zucker aufklären will, gründen sich auf dieser Theorie, ohne jedoch zu differenzieren. So werden zum

Beispiel Kartoffeln neben Zucker auf die Liste von Lebensmitteln gesetzt, die man meiden sollte. Man fühlt sich an die Schriften der Zuckerindustrie erinnert, die es durch bloße Kalorienrechnereien ebenfalls geschafft haben, gesunde Nahrungsmittel mit dem ungesunden Zucker gleichzuschalten. Nun neigen gerade amerikanische Ernährungsbücher gerne zu Extremen und reißen oft einzelne Erkenntnisse aus dem ganzheitlichen Zusammenhang, um darauf allgemein gültige Theorien, Ernährungslehren und Diätpläne aufzubauen. Schon so manche haarsträubende und gesundheitsschädliche Empfehlung, zum Beispiel, destilliertes Wasser zu trinken, wurde auf diese Weise in Millionenauflage unter die Leute gebracht.

Lassen Sie uns also das fein abgestimmte Zusammenwirken der verschiedenen Faktoren bei der Resorption von Kohlenhydraten unter die Lupe nehmen. Ein Kernbegriff dabei heißt „Glykämischer Index". Er definiert den Einfluss von Nahrungsmitteln auf den Blutzuckerspiegel, indem er das Ausmaß des Anstiegs des Blutzuckerspiegels nach dem Verzehr von Nahrungsmitteln anzeigt. Jedes kohlenhydratreiche Nahrungsmittel hat einen ganz bestimmten glykämischen Indexwert. Der Richtwert ist 100 – der glykämische Index von Glukose.

Glykämischer Index verschiedener Nahrungsmittel

Maltose	110
Glukose	**100**
Bratkartoffeln	95
Honig	90
Kartoffeln (gekocht)	70
Zucker (Saccharose)	70
Schokolade	70
Weißbrot	70-95
Weißer Reis	70-80
Nudeln	55
Vollkornreis	50
Vollkornrot	40-50
Nudeln aus Vollkornschrot	30
Äpfel	30

Nun gibt es aber einige Grundvoraussetzungen, von denen die Reaktion des Blutzuckerspiegels abhängt: Je mehr Zucker in Nahrungsmitteln enthalten ist, je isolierter dieser Zucker und je „nüchterner“ der Magen ist, desto höher steigt der Blutzuckerspiegel. Außerdem sinkt der Blutzuckerspiegel bei älteren Menschen deutlich langsamer wieder ab als bei jüngeren. Das ist ein Hauptgrund dafür, warum Menschen in der zweiten Lebenshälfte schneller dick werden. Das Steigen und Sinken des Blutzuckerspiegels hat nämlich einen direkten Einfluss auf den Fettstoffwechsel. Die Anwesenheit von Insulin unterbricht die biochemische Fettverwertung im Organismus und verhindert, dass der Körper bei seiner Energieversorgung auf die Blut- und Depotfette, die eigentliche Energiequelle des Körpers (siehe weiter unten im Abschnitt über Sport), zurückgreifen kann. Das bedeutet im Klartext, dass Zucker nicht nur überflüssige Kalorien liefert, die zu Fett umgewandelt werden, sondern dass der durch Zuckerverzehr verursachte Insulinausstoß zusätzlich den Abbau von bereits bestehendem Fett verhindert. So gesehen macht Zucker doppelt dick.

Auf diese Weise wird auch jeder Versuch, durch Bewegung, Sport und Fitness Körpergewicht abzubauen, untergraben, wenn nach dem Sport süße Speisen oder Getränke aufgenommen werden. Die Tatsache, dass viele Süßwaren nicht nur viel Zucker, sondern auch viel Fett enthalten (Kuchen, Kekse, Schokolade etc.) kommt erschwerend hinzu. Vor allem Menschen, die ihren Blutzuckerspiegel ständig in einem angehobenen, „gereizten“ Zustand halten, weil sie den ganzen Tag über naschen oder süß trinken, machen den normalen Abbau von Blut- und Depotfetten unmöglich, unterdrücken also die natürliche, langfristige Energieversorgung aus den Fettdepots und so den Abbau von Fett. Eine solche durch falsches Ernährungsverhalten verursachte Störung des Fettstoffwechsels führt außerdem zu einem ständigen Hungergefühl, das meist durch neue Naschereien bekämpft wird. Auch Schlankheitskuren haben keinen oder nur geringen Erfolg, wenn man zwar die Kalorienmenge reduziert, aber Nahrungsmittel mit hohem glykämischen Faktor, die Insulin ins Blut locken, weiterhin isst.

Fazit: Süße Zwischenmahlzeiten oder süße Limonaden und Bier, aber auch Brot u. a. locken Insulin ins Blut. Die Gegenwart von Insulin verhindert den Abbau körpereigener Fettdepots. Die dadurch unterbrochene Energieversorgung löst erneut Verlangen nach Süßem aus. Dieser Teufelskreis macht nachhaltig dick.

Gehen wir nun etwas näher auf die kohlenhydratreichen Nahrungsmittel wie Kartoffeln, Reis und Nudeln ein, die einen hohen glykämischen Indexwert aufweisen. Sind sie wirklich dem Zucker gleichzusetzen? Sollten Sie besser vom Speiseplan gestrichen oder zumindest reduziert werden? Die Antwort ist: Jein. Das süße Gift wird in seiner Schädlichkeit für den Körper von keinem anderen Nahrungsmittel übertroffen, denn wir müssen *alle* Wirkungen eines Nahrungsmittels berücksichtigen, nicht allein seinen glykämischen Index. Trotzdem sollten wir die Kohlenhydrate in unserer Nahrung sehr differenziert unter dem Blickwinkel des glykämischen Indexwerts betrachten, uns aber vor Verallgemeinerungen hüten.

Wie wir weiter oben festgestellt haben, werden isolierte Zucker rasch resorbiert und bewirken eine Stressreaktion des Körpers bei der Ausschüttung von Insulin. Der glykämische Faktor bezieht sich auf das Ausmaß und die Schnelligkeit, mit welcher der Körper Kohlenhydrate aus der Nahrung verstoffwechselt. Ein hoher Indexwert bedeutet, dass die Resorption schnell vor sich geht und die oben beschriebenen unerwünschten Folgen eintreten. Bei Kohlenhydraten mit einem niedrigen glykämischen Index vollzieht sich die Resorption langsamer, weil sich der Abbau der enthaltenen Stärke zu Einfachzuckern durch Wechselwirkungen mit vollwertigen Inhaltsstoffen verzögert. Daher erfolgt auch der Anstieg des Blutzuckerspiegels langsamer und sanfter.

Bei kohlenhydratreichen Nahrungsmitteln mit hohem glykämischen Faktor kann die Stärke sehr rasch zu Glukose umgewandelt werden, was bedeutet, dass ihre Wirkung auf den Blutzuckerspiegel manchmal sogar der von isoliertem Zucker gleichzusetzen ist. Bei maltosehaltigen Produkten wie Bier oder mit Isomaltose gesüßten Waren übersteigt der glykämische Faktor sogar den von Zucker.

Aber Achtung: Der glykämische Index bei kohlenhydratreichen Nahrungsmitteln variiert von Sorte zu Sorte und ist abhängig von der Art der Zubereitung. So haben beispielsweise Bratkartoffeln oder Kartoffelchips einen höheren glykämischen Faktor als gekochte

Kartoffeln. Außerdem kommt es darauf an, welchen Stärkegehalt eine bestimmte Kartoffelsorte aufweist – ein höherer Stärkegehalt bedeutet auch einen höheren Indexwert. Bei Getreide ist entscheidend, ob die wertbestimmenden Randschichten entfernt wurden – Vollkornmehl hat einen weit günstigeren glykämischen Indexwert als Auszugsmehl. Weißbrot, besonders über den Tag verteilt „zwischendurch" gegessen, verursacht einen raschen Blutzuckeranstieg und ist deswegen als „Dickmacher" einzustufen. Das gesunde Vollkorn wird also erst durch die industrielle Verarbeitung und Feinmahlung zu einem hyperglykämisch wirkenden Nahrungsmittel. Auch bei Reis hängt der glykämische Indexwert davon ab, welchen Stärkegehalt eine Sorte aufweist und ob die vollwertigen Randschichten des Reiskorns entfernt wurden (weißer Reis) oder nicht (Vollwertreis). Basmatireis oder langkörniger brauner Reis enthalten weniger Stärke als Milchreis oder runder Klebreis, entsprechend geringer ist ihr glykämischer Index. Man sieht an diesen Beispielen, dass Pauschalurteile über bestimmte Nahrungsmittel leicht irreführen können.

Vor allem aber darf man nicht vergessen, dass der glykämische Index nur eines von vielen Kriterien ist, womit sich der Einfluss von Nahrungsmitteln auf den Körper beschreiben lässt. Allein die Tatsache, dass Vollwertprodukte dem Körper viele wertvolle Nähr- und Vitalstoffe zuführen, während Zucker dem Körper sogar Vitamine und Minerale raubt, zeigt, dass Zucker nie mit solchen Nahrungsmitteln gleichgesetzt werden kann, auch wenn manche von ihnen ebenfalls einen relativ hohen glykämischen Faktor aufweisen.

Wer „abspecken" will, sollte allerdings alle kohlenhydratreichen Nahrungsmittel mit hohem glykämischen Index und vor allem natürlich isolierten Zucker meiden. Andernfalls wird die körpereigene Fettverbrennung blockiert und das Ziel der Diät verfehlt. Jede „Zuckerspitze", hervorgerufen durch Zwischenmahlzeiten mit hohem glykämischen Index, unterbricht die körpereigene Fettverbrennung für Stunden. Speziell im Alter, wenn der Blutzuckerspiegel nach einer „Zuckerspitze" langsamer auf das normale Niveau absinkt, ist es wichtig, Nahrungsmittel mit hohem glykämischen Index zu meiden, damit man nicht zunimmt. Das Wissen um den glykämischen Index bedeutet vor allem, dass wir lernen, unseren Blutzuckerspiegel in seiner normalen Balance zu halten. Zucker sollte aber aufgrund seiner vielfältigen schädlichen Wirkungen stets als Erstes vom Speiseplan gestrichen werden.

Hypoglykämie – Unwohlsein „ohne Ursache"

Der Konsum von raffiniertem Zucker setzt einen Teufelskreis in Bewegung: Der Zuckerschock bewirkt die überhöhte Insulinausschüttung – der Blutzucker sinkt ab – der Körper meldet dringenden Energiemangel – der dadurch bewirkte Heißhunger lässt uns erneut zum Schokoriegel greifen, der laut Werbung „verbrauchte Energie sofort zurückbringt". Viele Süßigkeiten werden gegessen, wenn der Magen leer ist, als Zwischenmahlzeit, wie von der Werbung suggeriert. Der Zucker gelangt so noch rascher ins Blut, das süße Teufelsrad dreht sich noch schneller. Auf den ersten Blick scheint es paradox, dass durch Genuss von Zucker letztendlich der Zuckerspiegel im Blut sinkt. Ärzten und Ernährungsfachleuten aber sind die Symptome der Hypoglykämie, des Blutunterzuckers, wohl bekannt.

Hypoglykämie, in Amerika scherzhaft auch „Sugar Blues" genannt, kann viele Anzeichen haben. Jeder Zuckeresser hat das eine oder andere schon am eigenen Leib erfahren müssen, meist ohne die wahre Ursache zu kennen. Machen Sie einfach einmal den Selbstversuch und testen Sie Ihre körperliche Befindlichkeit etwa 20 Minuten nach dem Essen einer „Zuckerbombe".

Körperliche Symptome der Hypoglykämie:

- Abnorme Müdigkeit
- Verlängerte Reaktionszeiten
- Sehstörungen
- Schwindel
- Zittrigkeit
- Schwächeanfälle
- Muskelkrämpfe
- Schlafstörungen
- Kopfschmerzen
- Frösteln
- Heißhunger
- Suchtartiges Verlangen nach ungesunden Nahrungsmitteln
- Herzklopfen
- Schweißausbrüche
- In schweren Fällen kann es zum hypoglykämischen Schock kommen, zu Bewusstlosigkeit, die zum Tode führen kann.

Da Glukose aber vor allem für die Versorgung des Gehirns (und der Augen) verantwortlich ist, hat ein Mangel daran auch eine Reihe von mentalen und emotionalen Auswirkungen. Das Gehirn schaltet bei Hypoglykämie sozusagen auf Sparflamme. Dies hat eine Reihe unangenehmer Folgen.

Psychische Symptome der Hypoglykämie:

- Konzentrationsschwäche
- Vergesslichkeit
- Launenhaftigkeit
- Verminderte Belastbarkeit
- Emotionale Instabilität
- Depressive Gefühle
- Gereiztheit
- Ungeduld
- Störung der Gedächtnisfunktionen
- Antriebslosigkeit
- Gestörte Sinneswahrnehmung
- Verwirrtheit
- Bewusstseinstrübung

Auch Lernschwäche bei Kindern ist oft ein Symptom von Hypoglykämie – die betroffenen Kinder bekommen entweder gar kein oder ein wertloses „Zuckerfrühstück“ mit auf den Schulweg. In Kapitel 5 ist dies näher ausgeführt.

Besonders häufig wird in zuckerfreundlichen PR-Artikeln empfohlen, dass Autofahrer Süßigkeiten essen sollen, um ihre Konzentrationsfähigkeit zu verbessern. Angesichts des eben beschriebenen Effekts der Hypoglykämie können solche Tipps lebensgefährlich sein. Wen der „Sugar Blues“ im Straßenverkehr packt, gefährdet sein Leben und das Leben anderer Verkehrsteilnehmer. Sogar vor Gericht wurde das Thema „Blutunterzucker“ bei einem Unfall schon verhandelt: Ein Anwalt plädierte auf Schuldunfähigkeit seines Mandanten wegen „Unterzuckerung“.

Macht Zucker kriminell?

Doch nicht nur bei Verkehrsunfällen spielt Zucker eine Rolle. In den USA wurden interessante Erkenntnisse über Straftäter veröffentlicht, bei denen die Hypoglykämie enthemmend wirkte. Alex Schauss, ehemaliger Bewährungshelfer und Direktor eines Instituts für biosoziale Forschung meint dazu: „In der medizinischen Literatur finden sich seit ungefähr 70 Jahren signifikante Hinweise auf Fälle, manche davon schreckliche Verbrechen, die von Menschen begangen wurden, die – wie klinisch festgestellt wurde – unter dem Einfluss von Hypoglykämie standen. Die Betreffenden hatten immer einen ausgesprochen starken Verbrauch von Zucker und als Folge davon stellte sich ein bezeichnender Abfall im Blutzuckerspiegel ein. Dies in einem solchen Maß, dass die meisten der Betroffenen so charakterisiert wurden, als ob sie ihr Verbrechen unter Gedächtnisschwund verübt hätten. Und wir haben gelernt, dass der Zuckerverbrauch bei straffälligen Jugendlichen höher liegt als bei Jugendlichen, die nicht straffällig werden und gleichermaßen emotionale Probleme hatten."

Übermäßiger Zuckergenuss spielte sogar in einem Mordprozess in San Francisco eine Rolle. Der Staatsanwalt forderte die Todesstrafe, das Urteil des Gerichts aber lautete nur auf Totschlag, weil Experten befanden, dass die Fehlernährung des Angeklagten (zu viele Süßigkeiten) zu geistigen Fehlreaktionen geführt habe. Die amerikanische Bewährungshelferin Barbara Reed überredete im Laufe der Zeit etwa tausend Schützlinge zu einer zuckerarmen oder zuckerfreien Ernährungsweise. Bei ähnlichen Versuchen in Jugendstrafanstalten in Virginia verringerten sich die Fälle von „antisozialem Benehmen" um fast die Hälfte. Interessant in diesem Zusammenhang ist, dass auch Drogen wie Haschisch und Opium den Blutzuckerspiegel herabsetzen und so das Verlangen nach Süßigkeiten steigern.

So soll die Zunahme der Kriminalität in den USA „deutlich parallel" zu dem Anstieg des Zuckerverzehrs laufen. Auch in anderen Ländern wird die Frage „Gewalttätig durch falsche Ernährung?" diskutiert. Selbst wenn es nicht gleich zu kriminellen Handlungen kommt, ist der „Sugar Blues" für viele unserer täglichen Missempfindungen, Launen und Tiefpunkte verantwortlich. Der Verzicht auf Zucker ist das einzige wirklich wirksame Mittel dagegen.

Es gibt auch ernst zu nehmende Hinweise darauf, Hypoglykämie als eine Ursache für Alkoholismus anzusehen. Alkohol, besonders wenn er auf nüchternen Magen getrunken wird, gelangt schnell ins Blut und bewirkt besonders bei Bier, Likören, Whiskey-Cola-Mischungen und anderen süßen Cocktails einen raschen Anstieg des Blutzuckerspiegels mit entsprechender Insulinausschüttung. Jugendliche, die jahrelang hypoglykämisch wirkende Getränke (Cola, Limonade etc.) zu sich genommen haben, werden signifikant häufig zu Alkoholikern. In diesem Zusammenhang ist interessant, dass Alkohol die schädliche Wirkung von Zucker verstärkt. Blutunterzucker-Reaktionen stellen sich schneller ein, wenn Alkohol zusammen mit Nahrungsmitteln mit hohem glykämischen Index aufgenommen wird.

Zucker macht Sportler schlapp

Das Märchen vom Zucker als raschem Energiespender hat auch im Sport längst ausgedient. Die leeren Kalorien des Zuckers lassen, wie schon erläutert, den Blutzuckerspiegel zwar kurzzeitig ansteigen, was bedeutet, dass für gewisse Zeit mehr Energie vorhanden ist, die bei körperlicher Anstrengung auch verbrannt wird, dann aber stürzt die Energieversorgung ab. Die vermeintliche Energiebombe Traubenzucker (Dextrose), eigens für Sportler in lutschbarer Form im Handel, gelangt sofort ins Blut, da sie vom Körper nicht mehr umgewandelt werden muss. Amerikanische Sportärzte aber haben nachgewiesen, dass das süße Doping Jogger schneller müde macht. Der „Sugar Blues" holt sie oft noch vor dem Ziel ein. Manche Sportärzte versuchen diese „störende Gegenregulation des Körpers" durch regelmäßige Zuckerzufuhr auszutricksen, was für den Organismus im Endeffekt katastrophale Folgen hat. Die Zuckerbombe in fester oder flüssiger Form nach dem Sport aber lässt den Energiehaushalt des Körpers erst recht ins Bodenlose abstürzen.

Keine künstliche Kraft- und Zuckernahrung kann dem Sportler so viel Energie geben wie die Natur. Moderne Sportärzte empfehlen ihren Athleten faserstoffreiche Vollwertnahrung, Rohkost und Mineralgetränke, wenig Fleisch, dafür biologisch hochwertiges Eiweiß aus Mischkost. „Vom Kalorienzählen allein wird keiner stark und schnell", schrieb einmal der *STERN* in seinem Journal für Sport und Freizeit. Und die amerikanische Fachzeitschrift *Medical Tribune* berichtete über eine Untersuchung der Universität Montana mit der Überschrift: „Zucker vor dem Wettkampf mindert die Leistung."

In diesem Zusammenhang wird die Rolle von Fett als Energiespender wenig beachtet. Das Depotgewebe eines etwa 70 Kilo schweren Menschen enthält rund 12 Kilo Fett, was etwa 120 000 Kalorien entspricht. (Die 400 Gramm gespeicherten Glykogens stehen für 1 600 Kalorien.) Obwohl zur Verbrennung von Fett mehr Sauerstoff nötig ist, nutzt der Körper diesen Energiespeicher ausgiebig und als hauptsächliche Energiequelle, besonders zur mittelfristigen und langfristigen Energieversorgung. Bei ausdauernder, langwieriger Körperarbeit beträgt der Anteil der Fettsäuren an der Energiebereitstellung 90 Prozent und mehr. Schon nach länger als zwanzig bis dreißig Minuten dauernden Anstrengungen wie Jogging, Aerobic, Bergsteigen etc., übernimmt ein weitaus wichtigerer Energiebrennstoff als die aus den Glykogendepots stammende Glukose die Energieversorgung: Blut- und Depotfett. Glukose dient neben der Versorgung des Gehirns zur kurzfristigen Deckung von Energiespitzen. Sie ist jedoch nicht als Hauptlieferant vorgesehen. Diese Aufgabe erfüllen die Fette besser, denn sie lassen in vielen Fällen eine optimalere Energieausbeute zu.

Übrigens wird der Energieverbrauch des Körpers oft überschätzt, sehr zur Enttäuschung vieler Zeitgenossen, die glauben, sie könnten ihre negativen Ernährungsgewohnheiten beibehalten und allein durch Sport oder Fitnesstraining schlank werden und es auch bleiben.

Kalorienverbrauch bei 60 Minuten ununterbrochener Aktivität

Aktivität	*Verbrauch in kcal (Kalorien)*
Schnelles Gehen	260
Langsames Schwimmen	310
Tennis	360
Trainingsgymnastik	470
Rad fahren (21 km/h)	610
Ski fahren	630
Jogging (9 km/h)	665

Die meiste Energie im Körper verbraucht das Herz und es bezieht sie in erster Linie aus Milchsäure und Fetten. Der Blutzucker ist also bei weitem nicht unser einziger oder wichtigster Energielieferant. Die Tatsache, dass der Blutzuckerspiegel während andauernder körperlicher und geistiger Arbeit (übrigens unabhängig von Alter und Fitness) abfällt, bedeutet nur, dass die Kurzzeitreserven erschöpft sind und der Körper auf Energie aus Fett umschaltet. Die Aufnahme von Traubenzucker oder anderen Zuckerarten ist also unnötig und verhindert den von vielen gewünschten Effekt von Sport und Bewegung: Fettverbrennung und Gewichtsabnahme, da der durch Zuckerkonsum hervorgerufene erhöhte Insulinspiegel im Blut den natürlichen Fettabbau blockiert. Fabrikzucker spielt in diesem fein abgestimmten Zusammenwirken lediglich die störende Rolle des Energieräubers, Schlapp- und Dickmachers.

Macht Zucker süchtig?

Wir haben festgestellt, dass hoher Zuckerkonsum nicht nur negative Auswirkungen auf den Körper, sondern auch auf das Bewusstsein hat. Isolierter Zucker ist eine Substanz, die der Körper nicht benötigt und die ihm auch keinerlei lebensnotwendige Stoffe zuführt. Trotzdem nehmen wir täglich durchschnittlich 125 Gramm davon zu uns. Dass wir uns an das süße Genussmittel gewöhnt haben, wird wohl niemand bestreiten. Für viele Ärzte und Ernährungsfachleute steht fest, dass Zucker wie Alkohol und Tabak nicht zu den Nahrungsmitteln, sondern zu den Genussmitteln zählt, die Abhängigkeit und Sucht hervorrufen können. Zucker ist das einzige „Nahrungsmittel“, das in diesem Verdacht steht. Von einer Sucht nach weißem Mehl oder Fabrikfetten, um nur zwei andere negative Faktoren unserer modernen Kost zu nennen, kann nicht die Rede sein, wohl aber von einer Sucht nach Süßem. Al Imfeld, Autor eines Reports über Zucker, schreibt über Alkohol, Tabak und Zucker: „Alle drei können auch als Drogen gelten. Alle drei machen süchtig.“ Und Professor Yudkin meint zum gleichen Thema: „Dem Tabak und dem Alkohol ist der Zucker insofern ähnlich, als die Menschen auch nach ihm eine krankhafte Begierde entwickeln, obwohl nicht der geringste Bedarf besteht.“

Kein Nahrungsmittel erzeugt das Verlangen, immer mehr und mehr davon zu essen. Ganz im Gegenteil: Käme beispielsweise jeden Tag Spinat auf den Tisch, wären wir seiner bald überdrüssig – eine natürliche Reaktion des Körpers, um sich vor einseitiger Ernährung zu schützen. Nicht so bei Zucker. Der süße Geschmack ist zu lustbetont und außerdem seit dem Babyalter einprogrammiert. Süßigkeiten sind wie Zigaretten oder alkoholische Getränke zur Ersatzbefriedigung geworden, zum Trostpflaster bei Kummer, Ärger, Frust, sexueller

Unbefriedigtheit und Liebesentzug. Und wie bei anderen Genussmitteln wird das Verlangen nach Süßem durch den Genuss von Zucker nicht gestillt, sondern weiter gesteigert.

Dr. M. O. Bruker meint dazu: „Dass es aber beim Fabrikzucker im Gegensatz etwa zum Obst zu einem immer größeren Verlangen kommt, je mehr man davon isst, stellt ihn auf dieselbe Stufe wie die anderen Genussmittel Alkohol, Kaffee und Tabak. So ist tatsächlich der Fabrikzucker imstande, echte Sucht wie die Genussmittel zu erzeugen, wodurch seine gefährliche Stellung unter den ‚Nährstoffen' deutlich wird. Wenn auch echte Suchtfälle selten vorkommen, so sind doch in der Literatur welche beschrieben; auch ich habe in der Praxis einige erlebt; einer davon hatte eine klinische Entziehungskur nötig."

Prof. Dr. H. J. Gülzow von der Universität Hamburg scheint ähnliche Erkenntnisse gewonnen zu haben: „Schließlich wirkt Zucker wie eine ‚Droge', das heißt, man wird über eine Gewohnheitsbildung süchtig nach Süßem." Und die *Neue Zürcher Zeitung* schrieb einmal in einem Artikel über psychische und physiologische Auswirkungen des übermäßigen Zuckerkonsums sogar über körperliche Ursachen der Zuckersucht: „Unter der Saccharosewirkung werden auch endogene Opiate gebildet, die Schmerz und Unlust dämpfen, aber wie die pflanzlichen Opiate zur Gewöhnung und Sucht führen. Die Zuckersucht war übrigens schon den alten Indern bekannt." Das Nachrichtenmagazin *Spiegel* bringt das Thema Zuckersucht genau auf den Punkt: „Längst hängen die Industrienationen am Zucker wie Fixer an der Nadel."

Essen wir zu viel Zucker?

Über den tatsächlichen Pro-Kopf-Verbrauch von Zucker gibt es unterschiedliche Zahlen. Das liegt hauptsächlich daran, dass die meisten Statistiken nur den Verbrauch an Rohr- oder Rübenzucker berücksichtigen, den Stoff also, der umgangssprachlich als „Zucker" bezeichnet wird. Wie wir aber in den vorangegangenen Kapiteln gesehen haben, tritt der süße Krankmacher in vielen Erscheinungsformen auf. In der Lebensmittelindustrie beispielsweise nimmt die Verwendung von aus Stärke gewonnenen Zuckern ständig zu. Diese haben die gleichen Negativwirkungen wie der normale Zucker, werden von den Statistiken aber nicht als Zucker erfasst und erscheinen auch nicht als Zucker auf den Zutatenlisten der Nahrungsmittel. Die Industrie hat das in früheren Jahren ausgenutzt, um Produkte, die zwar keinen Rohr- oder Rübenzucker, dafür aber andere Zuckerarten enthielten, als „zuckerfrei“ zu bewerben.

Der Zuckerverbrauch in Deutschland stieg steil nach oben: Um 1800 lag er bei etwa zwei Kilo pro Kopf und Jahr, um 1900 bei etwa sechs Kilo. Für 2002 gibt die Zuckerindustrie den Zuckerverbrauch in Deutschland mit 36,4 Kilo pro Kopf an, das sind rund 100 Gramm pro Tag – nur Rohr- und Rübenzucker wohlgemerkt. Nimmt man die anderen Zuckerarten hinzu, kann man von einem Verbrauch von täglich 100 bis 150 Gramm ausgehen. Wir haben in diesem Buch mit 45 Kilo pro Jahr – 125 Gramm täglich – gerechnet, eine Zahl, die vielleicht sogar etwas zu niedrig angesetzt wurde und trotzdem mehr als alarmierend ist, denn demnach werden bereits ca. 20 Prozent unserer täglichen Kalorienaufnahme vom Zucker abgedeckt. Die deutsche Süßwarenindustrie jedenfalls hat Grund zum Jubeln: „Deutsche – Weltmeister im Zuckerwarenverzehr.“

Andere Industrienationen essen übrigens noch mehr von der süßen Droge. Der amerikanische Verhaltensforscher Daniel Katz meint dazu: „Die industrielle Zuckerrevolution ist das erfolgreichste Unternehmen in der menschlichen Dressur.“ Der so genannte „Süßhunger“ steht Ernähungswissenschaftlern zufolge bei Männern wie bei Frauen an erster Stelle aller Essprobleme.

Doch ob 100 Gramm oder 150 Gramm täglich – für unseren Körper sind diese Mengen an Zucker weit mehr als nur zu viel. Der ebenfalls kometenhafte Anstieg der ernährungsbedingten Krankheiten zeigt die Konsequenzen solch drastischer Fehlernährung. Als ernährungsphysiologisch gerade noch tolerierbar werden etwa 60 Gramm Zucker angesehen, obwohl vielen Ernährungswissenschaftlern auch diese Menge weit überhöht erscheint. Sie raten zu einer Einschränkung auf 20 Gramm täglich. Schon 1977 empfahl das Select Committee des US-Senats, als ein „Ernährungsziel für die Vereinigten Staaten“, den Zuckerkonsum um wenigstens 45 Prozent zu reduzieren.

Alarmierende Zahlen also für Ernährungsfachleute, Ärzte und Verbraucher. Nicht jedoch für die Zuckerindustrie. Die beruhigt den Leser der Broschüre *Fragen und Antworten zum Zucker – Eine Standortbestimmung auf der Basis wissenschaftlicher Erkenntnisse* mit verblüffender Logik: „Da Zucker in der Regel nicht pur gegessen wird, sondern als Zutat zahlreicher Lebensmittel, die selbst nur begrenzt verzehrt werden, ist die Gefahr gering, dass man zu viel Zucker isst.“

Mit der gleichen bemerkenswerten Scharfsinnigkeit könnte jede Schnapsbrennerei argumentieren: „Da Alkohol in der Regel nicht pur getrunken wird, sondern als Zutat zahlreicher Spirituosen, die selbst nur begrenzt getrunken werden, ist die Gefahr gering, betrunken zu werden.“

Solch zuckersüßer Nonsens macht jeden weiteren Kommentar überflüssig.

Macht Zucker krank?

Das bittere Ende des süßen Lebens

So wie für gute Gesundheit viele positive Faktoren maßgebend sind, so muss auch eine Reihe negativer Dinge zusammenwirken, um den Menschen krank zu machen. Bei den ernährungsbedingten Krankheiten ist das nicht anders. Fabrikzucker arbeitet Hand in Hand mit anderen denaturierten Nahrungsmitteln an der Zerstörung der Gesundheit. Er ist sicherlich nicht die alleinige Ursache der Krankheiten, die auf Fehlernährung zurückzuführen sind, doch kein anderes Nahrungsmittel ist nach Meinung von Ernährungsfachleuten direkt und indirekt an der Entstehung so vieler Zivilisationsleiden mitbeteiligt. Prof. Yudkin, der sich über vierzig Jahre mit den Auswirkungen ungesunder Ernährung befasste, macht den Zucker „mitverantwortlich für etwa 50 verschiedene Krankheiten“ und kam zu dem Schluss: „Hätte irgendeine andere Substanz auch nur annähernd jene schädliche Wirkung wie Zucker, dann wäre sie schon längst verboten worden.“

Die schleichenden Leiden unserer Zeit

Als der römische Kaiser Nero seinen Leibarzt und Erzieher fragte: „Sage mir, Seneca, woher kommen die vielen Krankheiten?“, antwortete der weise Lehrer: „Herr, zähle die Köche.“ Was schon den Ärzten der Antike bekannt war, ist heute aktueller denn je: Wir essen uns krank. Die im folgenden Kasten angeführten Krankheiten gelten als Folgen moderner Zivilisationskost. Zucker als herausragendes Exempel für ein isoliertes, denaturiertes und für den Körper vollkommen überflüssiges und trotzdem in Mengen genossenes Nahrungsmittel (oder besser Genussmittel), ist nach Meinung von Experten an der Entstehung all dieser Krankheiten zumindest indirekt mitbeteiligt:

Ernährungsbedingte Krankheiten:

Erkrankungen im Mundraum:

Gebissverfall, Karies, Zahnfleischentzündungen, Parodontose.

Stoffwechselkrankheiten:

Fettsucht, Diabetes (Zuckerkrankheit), Leberschäden, Gallensteine, Nierensteine, Gicht und andere mehr.

Erkrankungen des Bewegungsapparates:

Rheuma, Arthrose, Arthritis, Wirbelsäulen- und Bandscheibenschäden.

Erkrankungen der Verdauungsorgane:

Stuhlverstopfung, Leberleiden, Erkrankungen der Gallenblase, der Bauchspeicheldrüse, des Dünn- und Dickdarms sowie Verdauungs- und Fermentstörungen.

Gefäßerkrankungen:

Arteriosklerose, Herzinfarkt, Schlaganfall, Thrombosen.

Schwächen des Immunsystems:

Mangelnde Abwehr gegen Infektionskrankheiten und Pilzbefall, was unter anderem zu Nierenbecken- und Blasenentzündungen führen kann. Auch die Entstehung von Krebs wird durch Fehlernährung begünstigt.

Die jährlichen Ausgaben für Krankheiten lagen 1995 in Deutschland bei rund 2 900 Euro pro Person, was einer Steigerung von 350 Prozent in 20 Jahren entsprach. Wurden 1992 noch 2 020 Euro pro Kopf für Gesundheit ausgegeben, so waren es 2002 bereits 2 740 Euro. Durch steigende Kosten und die im Jahr 2003 beschlossene so genannte Gesundheitsreform werden die Kassenpatienten mehr und mehr zur Eigenbeteiligung an diesen Kosten herangezogen. Vielleicht lässt dies manchen Bürger, der bislang auf Symptombekämpfung auf Krankenschein vertraute, an mehr Eigeninitiative bei der Gesundheitsvorsorge denken, zum Beispiel durch eine Veränderung schädlicher Ernährungsgewohnheiten. Die Ursachen krank machender Fehlernährung werden gewöhnlich auf eine kurze Formel gebracht: Wir essen zu viel, zu süß, zu fett und zu salzig.

Krank durch Unwissenheit

Ernährungsbedingte Krankheiten kommen nicht über Nacht, sondern entstehen über Jahre hinweg. Wenn die Symptome auftreten, sind das nur die sichtbaren Zeichen einer lange schon andauernden Entwicklung. Die Fehlernährung, die bereits in der Kindheit beginnt, zeigt ihre fatalen Folgen vielleicht erst 20 oder 30 Jahre später. Der schleichende Tod tut nicht weh, darum glaubt keiner daran. Ist es einmal zu spät, wird die eigentliche Ursache meist nicht erkannt, die Schuld wird der natürlichen Abnützung des Körpers durch zunehmendes Alter zugeschoben. Die moderne „Ersatzteilmedizin" gebietet über ein gewaltiges Repertoire an Technik und Chemie, um die aufgetretenen Symptome zu unterdrücken und zumindest die Genuss- und Arbeitsfähigkeit wiederherzustellen. Nur in den seltensten Fällen wird das Übel an der Wurzel gepackt, denn Ernährungsberatung ist zeitaufwändig und lohnt sich für Ärzte kaum, denn sie lässt sich nicht mit der kostenintensiven Apparatemedizin verknüpfen.

Außerdem sind jahrzehntelange schlechte Gewohnheiten meist stärker als jede Vernunft. Auch Menschen, die schon lange an chronischen Störungen leiden, schlucken brav ihre Pillen und haben nicht die geringste Ahnung, dass sie ihr Leiden Tag für Tag mit der modernen Mangelkost in sich „hineinfuttern". Die viel gepriesene hohe Lebenserwartung der Menschen in den Industrienationen bedeutet für viele nur, dass sie ein paar Jahre länger krank sein können. Aufklärung über die krank machenden Ernährungssünden unserer Zeit bleibt offenbar einigen wenigen vorbehalten, die noch dazu häufig von Industrie und Schulmedizin angegriffen und mundtot gemacht werden. Kein Wunder also, dass Dr. Bruker, einer der Pioniere der ganzheitlichen Medizin, feststellt: „Krankheit wird heute künstlich erzeugt. Mit Krankheit wird ein Milliardengeschäft betrieben."

Dazu kommt, dass sich einmal eingefahrene Fehlmeinungen, zum Beispiel der Kalorienirrtum oder die Legende, Zucker sei ein Energiespender oder Nervennahrung, hartnäckig halten, obwohl sie längst widerlegt worden sind. Max Planck meinte dazu: „Irrlehren der Wissenschaft brauchen 50 Jahre, bis sie durch neue Erkenntnisse abgelöst werden, weil nicht nur die alten Professoren, sondern auch deren Schüler aussterben müssen." Wenn diese Irrtümer jedoch Eingang in die breite Öffentlichkeit gefunden haben und noch dazu von der Industrie aufrechterhalten werden, ist es ungleich schwerer, sie zu entkräften.

58 Milliarden Euro (1995 noch 50 Milliarden DM – weniger als die Hälfte!) an direkten und indirekten Kosten verursachen die ernährungsbedingten Krankheiten jährlich, mit steigender Tendenz. Die direkten Kosten betreffen Vorbeugung, Behandlung, Rehabilitation und Pflege, die indirekten stehen für Folgekosten wie Arbeitsunfähigkeit etc. Doch Krankheit ist in unserer Gesellschaft ein Geschäft geworden, von dem ganze Branchen leben. Auch das Geschäft mit den Nahrungsmitteln, die diese Krankheiten erzeugen, ist milliardenschwer. Gesundheitsaufklärung ist für diese Kreise geschäftsschädigend. Die Befürworter gesunder Ernährung haben nichts zu verkaufen, die Nahrungsmittel- und Pharmaindustrie aber stellt eine mächtige und finanzstarke Lobby, die Politik und Medien gleichermaßen beeinflusst und mit allen Mitteln dafür sorgt, dass ihren Geschäftsinteressen nichts in die Quere kommt.

Der gigantische Werbeaufwand für Zucker und Süßwaren ist mit Geld finanzierbar, der verführte und unwissende Verbraucher jedoch muss obendrein mit seiner Gesundheit bezahlen.

„Zucker. Der Krankmacher."

Unter dieser Überschrift verweist eine Zuckerbroschüre, herausgegeben vom Minister für Arbeit, Gesundheit und Soziales des Landes Nordrhein-Westfalen, auf den Zusammenhang von Zuckerkonsum und Krankheit. „Zucker macht dick, zehrt am Zahn, raubt das wichtige Vitamin B_1, schädigt die Gesundheit“ ist dort zu lesen. Wie schon erwähnt, sind die Umstände, die zu einer Krankheit führen, äußerst komplex und nur selten lässt sich ein einzelner Stoff, zum Beispiel Zucker, als alleiniger Verursacher ermitteln. Umweltbelastungen, Veranlagung, mangelnde körperliche Betätigung, Stress und andere psychische Probleme sowie Genussgifte wie Alkohol, Tabak und Drogen sind weitere krankheitsfördernde Faktoren. Wir wollen im Folgenden nur einige Beispiele geben, wie Zucker an der Entstehung der verschiedenen ernährungsbedingten Krankheiten mitwirkt. Es darf jedoch nicht übersehen werden, dass auch andere Faktoren bei der Entstehung dieser Leiden eine Rolle spielen und vor allem, dass die einzelnen Krankheiten wiederum die Ursache für weitere Erkrankungen sein können, die scheinbar mit Ernährung und Zucker überhaupt nichts zu tun haben.

Viele der ernährungsbedingten Krankheiten treten gleichzeitig auf, weil sie die gleichen Ursachen haben. So sind 90 Prozent aller Diabetiker übergewichtig und ebenfalls 90 Prozent leiden an Arteriosklerose. (Für 70 Prozent ist sie die Todesursache.)

Zum Beispiel Diabetes

Der Zusammenhang des Zuckerkonsums mit der Entstehung der Zuckerkrankheit wird oft geleugnet. Die Schuld an dieser Krankheit wird vererbtem Insulinmangel zugeschoben. Eine Reihe von Fachleuten jedoch hält Diabetes für eine ernährungsbedingte Erkrankung, die vor allem etwas mit dem Zuckerkonsum zu tun hat.

Ungefähr jeder zwanzigste Erwachsene leidet an der Zuckerkrankheit, dem Diabetes mellitus, einer Krankheit, die kaum wehtut, lange Zeit nur geringe Beschwerden bereitet, niemals ausheilt und schwere Folgeerscheinungen hervorrufen kann. Diabetes ist eine der Krankheiten, deren Ausbreitung zu dem Anstieg des Zuckerkonsums im jeweiligen Land parallel läuft. Innerhalb von zwei Jahrzehnten hat sich die Zahl der Zuckerkranken verzwölffacht. Eine Studie des „Centers for Disease Control" in Atlanta, USA, von 2003 belegt dies. Sie geht davon aus, dass in fünfzig Jahren in den USA jeder Dritte zuckerkrank sein könnte. Auch Thomas Pieber, Präsident der „Österreichischen Diabetes-Gesellschaft", warnt in Bezugnahme auf diese Studie: „Aber auch wenn die McDonaldisierung in Mitteleuropa noch weniger ausgeprägt ist, nimmt auch hier die Zahl der Zuckerkranken weiter zu."

Beim Zuckerkranken ist die Bauchspeicheldrüse nicht mehr in der Lage, genügend Insulin zu produzieren, um den Blutzuckerspiegel auszugleichen. Man unterscheidet zwei Arten Diabetes: Beim Typ 1 („Jugenddiabetes") produziert der Betroffene viel zu wenig oder gar kein Insulin und muss sich daher mehrmals täglich Insulin spritzen. Beim Typ 2 („Altersdiabetes") produziert der Betroffene anfangs noch genug Insulin, es wirkt aber nicht richtig, und daher steigt der Blutzuckerspiegel nach dem Essen stark an.

Im vorhergehenden Kapitel wurde erläutert, wie sehr der Konsum von Zucker und Nahrungsmitteln mit hohem glykämischen Index die Bauchspeicheldrüse stresst. Früher oder später kann die Pankreas diese ständig von ihr geforderte Überbeanspruchung nicht mehr leisten. Die Langerhans-Inseln in der Bauchspeicheldrüse, die für die

Insulinproduktion zuständig sind, erschöpfen sich, die Zuckerkrankheit nimmt ihren Lauf. Erstes Gebot für den Diabetiker sollte der strenge Verzicht auf Zucker, Süßigkeiten, süße Limonaden und Nahrungsmittel mit hohem glykämischen Index sein, vor allem auf nüchternen Magen. Das bittere Ende des süßen Lebens ist gekommen. Der Diabetiker muss mittels einer ausgeklügelten Diät jeden Zuckerstress im Blut vermeiden, streng auf den glykämischen Index der Nahrungsmittel achten und sich in schwereren Fällen sogar täglich Insulin spritzen. In unserer Zeit nimmt übrigens auch der Diabetes bei Kindern und Jugendlichen stark zu, parallel zu deren Zucker- und Süßwarenkonsum.

Die Überbeanspruchung der Bauchspeicheldrüse ist jedoch nicht die einzige Ursache des Diabetes. Dr. George Campbell fand bei Arbeitern auf Zuckerrohrplantagen in Afrika, die täglich große Mengen Zuckerrohr kauten, keinen einzigen Fall von Diabetes; bei den Stadtbewohnern, die ebenfalls viel Zucker aßen, allerdings in raffinierter Form, stellte er die übliche Rate von Diabetikern fest. Der einseitige Zuckerrohrgenuss hat zwar andere negative Auswirkungen, dem Diabetes aber wirkte er entgegen, weil naturbelassenes Zuckerrohr einen hohen Chromgehalt hat. Chrom wiederum ist für die Produktion von Insulin unerlässlich. Raffinierter Zucker enthält kein Chrom, entzieht dem Körper dieses Mineral aber im Prozess der Verdauung. Auch weißes Mehl und andere denaturierte Nahrungsmittel, ebenfalls ohne wesentlichen Chromgehalt, rauben dem Körper dieses wichtige Mineral.

Wie sehr Ernährung mit der Entstehung von Diabetes zusammenhängt, zeigten auch Dr. A. M. Cohens' Untersuchungen in Israel. Unter den Menschen, die aus dem Jemen nach Israel einwanderten, war kein einziger Diabetiker. Bei den Jemeniten hingegen, die schon länger in Israel lebten, hatte sich die Diabetesrate an die der übrigen Bevölkerung angeglichen. Mit Erstaunen wurde festgestellt, dass die Jemeniten in ihrer alten Heimat keinen Zucker aßen, die Einwanderer aber bald auf die Ernährungsgewohnheiten ihrer neuen Heimat umschwenkten: viel Fabrikzucker und die übliche Zivilisationskost. Damit war auch entkräftet, dass Diabetes ausschließlich auf Vererbung zurückzuführen ist. Natürlich spielt bei Diabetes auch Veranlagung eine Rolle, doch ob diese Veranlagung tatsächlich zum Ausbruch kommt, ist von inneren und äußeren Faktoren abhängig. Falsche Ernährung ist der wichtigste dieser Faktoren.

Zum Beispiel Fettleibigkeit

Fettleibigkeit ist ein weiterer Risikofaktor bei der Entstehung von Diabetes (und bei einer Reihe weiterer Krankheiten, zum Beispiel Herz- und Kreislaufkrankheiten). Will man der Zuckerwerbung glauben, macht Zucker selbstverständlich nicht dick. „Kein Mensch wird dick, weil er Zucker oder Kohlenhydrate isst", heißt es in der Broschüre *Fragen und Antworten zum Zucker*, und weiter: „Dick wird man nur, wenn die gesamte Energiezufuhr zu hoch ist, das heißt, den leistungsabhängigen Bedarf übersteigt."

Da Fabrikzucker für den Körper völlig unnötig ist und da der Organismus die tatsächlich benötigte Kohlenhydrat-Energie aus wirklichen Nahrungsmitteln bezieht, kann man die leeren Kalorien, die Zucker uns zuführt, ohne weiteres auf das Konto „Überflüssig" buchen, denn in den Industrienationen kann man sich über mangelnde Energiezufuhr wirklich nicht beklagen. Wir alle essen eigentlich mehr, als wir brauchen. Die 125 Gramm Zucker täglich entsprechen über 550 Kalorien. Wenn wir uns ausnahmsweise einmal aufs Kalorienzählen einlassen wollen, können wir uns ausrechnen, wie viel überflüssige Pfunde wir dem süßen Genussmittel verdanken.

Es ist erwiesen, dass der Körper Zucker rasch in Fett umwandelt und Zucker somit den Anstieg des Blutfettspiegels bewirkt. Da die äußerst begrenzten Glykogendepots des Körpers schnell gefüllt oder ohnehin schon voll sind, schaltet die Leber auf Fettstoffwechsel um, produziert Fettsäuren und Triglyzeride, die, an Lipoproteide gebunden, in die Blutbahn abgegeben werden. Dort aber bewirkt der durch Zuckergenuss erhöhte Insulinspiegel zugleich eine Blockade des Fettabbaus und der Nutzung von Fett zur Energieversorgung des Körpers. Wir haben diese Mechanismen im vorhergehenden Kapitel bereits ausführlicher besprochen.

Ein Zuviel an Zucker (besonders Saccharose, Maltose und Fruktose) führt immer zu einem gestörten Fettstoffwechsel, der, wie wir im nächsten Abschnitt sehen werden, unter anderem zur Blutverfettung, der Vorstufe der Arteriosklerose, beiträgt. Der Organismus lagert die Fette, die aus der im Übermaß angebotenen Glukose synthetisiert werden, in den Fettgewebszellen als Depotfett, als unerwünschte Pfunde ab. Alle Nahrungsmittel mit hohem glykämischen Index und Nahrungsmittel mit hohem Gehalt an tierischen Fetten tragen zu Übergewicht bei, aber Zucker und Süßigkeiten führen die Liste der Dickmacher an. Auch die

Schönheit leidet unter dem süßen Gift. So schreibt beispielsweise ein Hersteller von Markenkosmetik in seinem Infoblatt für eine Creme gegen Orangenhaut: „Überschüssiger Zucker (Glukose), den der Körper nicht als Energiequelle verbrannt hat, wird in Form von Fett (Lipiden) in der Haut gespeichert. Glukose ist eng verbunden mit lokalen Fettpölsterchen, die wiederum mitverantwortlich für Orangenhaut sind.“

Im Kampf gegen die überflüssigen Pfunde hilft nur die Umstellung auf gesunde Ernährung. Bleibt man der üblichen Mangelkost treu und reduziert nur die tägliche Kalorienzufuhr, wie in vielen Schlankheitsdiäten empfohlen, so bedeutet dies, dass man die mühsam abgehungerten Pölsterchen mit empfindlichen Mangelerscheinungen bezahlt. Dr. Bruker hat die vernünftige Art des Abnehmens in eine einfache Formel gefasst: Statt „Iss die Hälfte“ – „Iss das Richtige.“

Zum Beispiel Arteriosklerose

Diese volkstümlich auch „Arterienverkalkung“ genannte Krankheit ist eine häufige Ursache von Folgekrankheiten wie Herzinfarkt, Schlaganfall, Nierenversagen und Durchblutungsstörungen. Vorrangige Risikofaktoren sind verschiedene Stoffwechselstörungen, zum Beispiel Zuckerkrankheit und Übergewicht – Sie sehen, wie „harmonisch“ all diese Krankheiten zusammenarbeiten – oder ein erhöhter Blutfettspiegel, der ebenfalls durch übermäßigen Zuckerkonsum verursacht wird. Dazu kommen andere Belastungen wie Bluthochdruck, körperliche Inaktivität, Rauchen und Stress. Arteriosklerose ist also eine typische Zivilisationskrankheit und in Deutschland verantwortlich für ungefähr ein Drittel aller Todesfälle.

Lange wurde Cholesterin als Hauptursache der Arteriosklerose betrachtet und daher den verschiedenen tierischen Fetten die Schuld zugeschoben, unter anderem der Butter. Cholesterin jedoch ist ein wichtiger und lebensnotwendiger Stoff, der für viele Prozesse im Körper unerlässlich ist. Außerdem muss man zwischen zwei Bestandteilen der Substanz Cholesterin unterscheiden: dem „schlechten“ LDL (Low Density Lipoprotein), das sich an den Gefäßwänden ablagert und somit krankheitsfördernd wirkt, und dem „guten“ HDL (High Density Lipoprotein), das genau das Gegenteil bewirkt und deshalb für den Körper wichtig ist. Cholesterin selbst ist daher in sich ausgewogen. Der Umstand, dass sich LDL-Cholesterin in krankhafter Weise an den

Gefäßwänden ablagert und so an der Entstehung von Arteriosklerose und Herzerkrankungen mitbeteiligt ist, tritt jedoch nur bei einem krankhaft veränderten Stoffwechsel ein und der wiederum ist ernährungsbedingt. Außerdem bildet der Körper selbst Cholesterin, und zwar in einer weit größeren Menge, als man es je mit der Nahrung zuführen könnte. Diese Fakten weisen deutlich darauf hin, dass das Cholesterin, das wir über cholesterinhaltige Nahrungsmittel zu uns nehmen, nicht in nennenswertem Umfang an der Entstehung von Ablagerungen an den Gefäßwänden beteiligt ist. Versuche haben gezeigt, dass selbst eine mit der Nahrung zugeführte Cholesterinmenge von mehr als 1000 Milligramm pro Tag keinen Einfluss auf den Cholesterinspiegel im Blut hat.

Herzerkrankungen, die unvermeidbare Folge von Arteriosklerose, haben entgegen der allgemein verbreiteten Meinung nicht unbedingt etwas mit unserem Fettkonsum zu tun. Prof. Yudkin konnte in seinen in 15 Ländern durchgeführten Studien keinen Zusammenhang zwischen dem Auftreten von Herzkrankheiten und der Menge an verzehrten Fetten im Allgemeinen oder mit gesättigten Fetten feststellen. Zucker hingegen fördert die Blutfettbildung und erhöht den Cholesterinspiegel im Blut. Der Schweizer Ernährungswissenschaftler Hermann Mohler fand heraus: „Das einzige Kohlenhydrat, welches einen Anstieg der Triglyceridkonzentration im Blut verursachte, war Saccharose. Der hohe Zuckerkonsum in den Industrieländern darf mit dem vermehrten Auftreten von Herz-Kreislauf-Störungen in Beziehung gebracht werden."

Dr. Sheldon Reiser, Laborvorstand am Ernährungsinstitut des Landwirtschaftsministeriums der USA meint dazu: „Bei einer saccharosehaltigen Kost – im Gegensatz zu einer stärkereichen Kost – stellen wir einen höheren Spiegel von Cholesterol und Triglyceriden fest, höheren Blutzuckerspiegel, mehr Insulin; ebenso eine stärkere Insulinreaktion auf die Glukosebelastung. Wir halten dies für unerwünschte Stoffwechselveränderungen, die die Anfälligkeit gegenüber degenerativen Erkrankungen erhöhen, vor allem eben Herzerkrankungen und Diabetes." Und Nobelpreisträger Dr. Linus Pauling sagt: „So gibt es in Afrika Menschen, die sich nur von Fleisch ernähren und sehr viel gesättigte Fette zu sich nehmen und dennoch treten überhaupt keine Herzerkrankungen auf. Demgegenüber gibt es eine eindeutige Beziehung zwischen dem Auftreten von Herzerkrankungen und der Menge an Zucker, die man isst." Die Bildung von Gallensteinen, oft ein Frühsymptom der Arteriosklerose, wird von Fabrikzucker ebenfalls begünstigt.

Zum Beispiel Immunschwäche

Das Immunsystem des Menschen ist eine einzigartige Einrichtung des Körpers, deren genial ausgeklügelter und noch immer nicht vollständig erforschter Mechanismus uns vor unzähligen unsichtbaren Feinden schützt – vor Bakterien, Viren, Giftstoffen und Krebszellen. Versagt dieses perfekt ausgestattete körpereigene Abwehrsystem oder wird es durch falsche Ernährung und andere Faktoren geschwächt, sind wir diesen Feinden hilflos ausgeliefert. Lange wurde die Bedeutung des Immunsystems unterschätzt, bis Aids auf dramatische Art bewies, dass ein nicht funktionierendes Immunsystem unseren sicheren Tod bedeutet.

Die denaturierten Nahrungsmittel schwächen unter anderem durch Übersäuerung des Organismus unsere Immunkraft und machen uns anfälliger für alle möglichen Infektionskrankheiten und Giftstoffe. Auch der Krebs hat es dann leichter, seine bösartigen Geschwülste auszudehnen. Entscheidend für den Ausgang von Infektionskrankheiten ist der Zustand des Darms. Bei einem gesunden, das heißt, nicht durch falsche Ernährung geschädigten Darm mit intakter Flora, gelangen kaum Bakterien und Keime und deren Gifte ins Blut. Infektionskrankheiten werden dann leichter überstanden. Die Medikamente der Schulmedizin, die zwar Beschwerden lindern und Symptome unterdrücken, die Krankheit meist aber nicht heilen, haben viel dazu beigetragen, dass wir uns häufig etwas vormachen und die Notwendigkeit eines starken Immunsystems unterschätzen. Solch kurzsichtiges Denken macht viele zu „Scheingesunden", die alle warnenden Symptome unterdrücken. Sie erinnern an Kinder, die glauben, mit geschlossenen Augen unsichtbar zu sein.

Dass Zucker mit der Schwächung des Immunsystems zu tun hat, beschreibt Dr. Linus Pauling: „Es lässt sich jedoch auch beweisen, dass bei einer geringen Zuckerzufuhr die Anfälligkeit für Infektionskrankheiten niedriger ist als bei hoher Zuckerzufuhr. Ich halte es für wahrscheinlich, dass Zucker das Immunsystem beeinflusst. Wer viel Zucker zu sich nimmt, mindert den effektiven natürlichen Schutz gegen Krankheitsfaktoren."

Dr. Bruker meint: „Zuckerfreie Ernährung bietet eine sichere Garantie für Verhütung der Kinderlähmung. Ähnliches gilt auch für andere Virusinfektionen, die Virusgrippe und die Leberentzündung. Etwa ein Drittel der Migränen sind ernährungsbedingt und verschwinden nach Zuckerentzug und gleichzeitiger Zulage von vitalstoffreicher Kost."

Mittlerweile wird auch die direkte Wirkung von Zucker auf Krebs untersucht. So vermuten Ernährungswissenschaftler, dass die Kombination Zucker und Fett – und fehlende Faserstoffe – das Risiko an Dickdarmkrebs zu erkranken erhöht, und britische Forscher verdächtigen den hohen Zucker- und Süßwarenkonsum als „Mitverursacher von Brustkrebs". Interessanterweise korreliert die Brustkrebshäufigkeit in verschiedenen Ländern verblüffend mit dem jeweiligen Zuckerkonsum der Bevölkerung. Das Institut für Strahlenbiologie der Universität Göttingen fand heraus, dass Krebszellen im Gegensatz zu gesunden Zellen auf Zucker „geradezu versessen" sind. Diese Tatsache will man sich bei der Krebsbekämpfung zunutze machen, indem man durch eine künstlich herbeigeführte Hyperglykämie eine selektive Übersäuerung und Abtötung von Krebszellen bewirkt.

Zum Beispiel Degeneration

Der durch Zucker und Zivilisationskost erzeugte Mangel an lebenswichtigen Vitalstoffen kann zu Degenerationserscheinungen führen, die sich erst in den nächsten Generationen zeigen. Verschiedene Versuche haben dies eindeutig erwiesen. Statistiken belegen, dass die Zahl der Kinder, die mit körperlichen oder geistigen Behinderungen geboren werden, steigt und inzwischen bei etwa sechs Prozent liegt. Auch die Krankheiten, die als erblich gelten, wie Diabetes, steigen in bedrohlichem Ausmaß. Der tschechische Forscher Bernasek meint dazu, dass der Organismus längere Zeit durch Ausgleichsmechanismen imstande ist, das Leben aufrechtzuerhalten – bis diese schließlich erschöpft sind und die anfänglichen Warnsymptome durch Vererbung direkt auf die nächste Generation übertragen werden.

Durch in den Zuckerrohranbaugebieten durchgeführte Untersuchungen wurden diese Versuchsergebnisse erhärtet. Dr. Campbell stellte fest, dass der einseitige Zuckerrohrgenuss gefährliche Auswirkungen auf Wachstum und Entwicklung des Menschen haben kann und die französische Nachrichtenagentur AFP meldete im September 1981: „Die Bevölkerung des 'Zuckerstaates' Pernambuco im Nordosten Brasiliens leidet aufgrund der völligen Ausrichtung der Landwirtschaft auf die Monokultur Zucker und der damit verbundenen Ernährungsmängel an Proteinen, Mineralien und Vitamin B, an fortschreitenden körperlichen und geistigen Degenerationserscheinungen." Weiter heißt es, der Intelligenzquotient der Vorschulkinder sei in die Nähe der Debilität gerückt – nur 8,7 Prozent der Kinder schaffen die Vorschule – und die Durchschnittsgröße der Bevölkerung habe sich allmählich jener der afrikanischen Pygmäenvölker angeglichen.

Freispruch für den Zucker?

Angesichts dieser erdrückenden Beweise fällt es schwer, in den Jubel der Zuckerindustrie einzustimmen, die Anfang 1987 in einer groß angelegten Werbekampagne Ergebnisse einer Untersuchung der obersten amerikanischen Gesundheitsbehörde FDA veröffentlichte. „Vorurteile über Zucker widerlegt!" heißt es da, und: „Wir können also mit Beruhigung feststellen: Auf den guten Geschmack mit Zucker brauchen wir nicht zu verzichten." In der die Werbung begleitenden Broschüre heißt es: „Außer für den Beitrag zur Karies gibt es keine Beweise, dass von Zucker, wenn er in den Mengen und in der Art, wie es heute in Amerika üblich ist, verzehrt wird, eine Gefahr für die breite Bevölkerung ausgeht."

Zwar haben Nahrungsmittel noch andere Aufgaben, als nur ungefährlich zu sein, aber doch liefert die FDA Stoff zur Verwunderung, zumal der Zuckerkonsum in den USA um einiges höher liegt als in Deutschland.

In den Anzeigen steht zu lesen: „Zucker verursacht nicht Übergewicht. Zucker steht in keinem ursächlichen Verhältnis zur Erkrankung an Diabetes. Zucker beeinträchtigt nicht die Wirksamkeit von Vitaminen, Mineralien und Spurenelementen." Auch in Deutschland werden solche Aussagen seither in PR und Werbung für Zucker ausgewalzt.

Sollten die zuckersüchtigen Amerikaner etwa einen Sprung in der Evolution gemacht haben, der ihren Organismus auf die süße Droge eingestellt hat, einen Schritt in die entgegengesetzte Richtung wie die bereits erwähnten Zuckerbauern in Brasilien? „Der Körper müsste von innen heraus umgekrempelt werden, um den Zucker in seiner heute gebräuchlichen Form zu verwenden", sagte der amerikanische Verhaltensforscher Daniel Katz. Oder hat die FDA angesichts der gigantischen Nahrungsmittellobby in den Vereinigten Staaten bei ihrer Studie beide Augen „zugedrückt" und das erdrückende Material, das den Zucker als Krankmacher entlarvt, außer Acht gelassen? William Dufty, Autor eines Buches über Zucker, das in den USA zum Millionenbestseller wurde, schreibt über die FDA: „Die FDA verbringt die meiste Zeit damit, als inoffizieller Stimmungsmacher für die Nahrungsindustrie zu handeln und macht uns glauben, dass die amerikanische Kost, was immer das auch sein mag, die beste in der Geschichte der Welt sei."

„Käufliche Wissenschaft"

Unter dieser Schlagzeile veröffentlichte die Zeitschrift *NATUR* im Jahre 1984 einen Artikel, der die Abhängigkeit der Wissenschaft von Politik und Industrie behandelt. Dort heißt es unter anderem: „Der wissenschaftliche Wert vieler Gutachten war schon immer zweifelhaft. (...) Geld und Geltungssucht hat manch seriösen Wissenschaftler schon zu einem dienstbaren Geist werden lassen." Und weiter: „Wissenschaft ist zu einem Dienstleistungsunternehmen geworden, in dem wissenschaftliche und unternehmerische Zwecke nicht immer sauber zu trennen sind." Der Schweizer Journalist Al Imfeld fügt hinzu: „Experten und Wissenschaftlern ist primär zu misstrauen, denn es gibt heute – selbst im universitären Bereich – kaum mehr freie und vor allem unabhängige Wissenschaftler. Sie müssen und wollen ihr Brot verdienen, und, 'wes Brot ich ess', des Lied ich sing'." Die *Süddeutsche Zeitung* übertitelte einen Artikel zu diesem Thema mit der Aussage: „Wissenschaftler – die Hilfsarbeiter der Industrie" und schreibt: „Wie Marionetten hängen immer mehr Wissenschaftler an Fäden, die Wirtschaftsbosse lenken."

Ein weiterer Bericht in *NATUR* sagt dazu: „Üblich ist: Wer vielen Gremien angehört, Workshops, Seminare und Kongresse leitet, Broschüren erstellt oder die Nahrungsmittelbranche berät, kassiert. Natürlich nicht offen – die meisten dieser Funktionen sind ehrenamtlich. Das Geld kommt auf Nebenwegen: über Beraterhonorare, Moderationsentgelte, Aufwandsentschädigungen oder über die Finanzierung von Forschungsprojekten." Mit wissenschaftlichen Studien wird heutzutage alles Mögliche bewiesen – die Ungefährlichkeit der Atomkraftwerke (auch nach Tschernobyl), die Notwendigkeit, das Trinkwasser mit Fluor „anzureichern", die Unbedenklichkeit gegenüber Schadstoffen in Luft, Wasser und Essen und eben auch die Unschädlichkeit von Zucker. In Deutschland verteidigt zum

Beispiel der Präsident der Deutschen Gesellschaft für Ernährung, DGE, Prof. Volker Pudel, in zahlreichen Presseartikeln zunehmend den süßen Schadstoff. Die DGE mit einem Jahresetat von über 3 Millionen Euro – zu 80 Prozent gedeckt aus Steuergeldern – pflegt beste Kontakte zur Nahrungsmittel- und Pharmaindustrie. Im 32-köpfigen Kuratorium sitzt unter anderen auch der Geschäftsführer der CMA, von der im ersten Kapitel schon als Verfechterin des süßen Genusses die Rede war. Auch die Krankenkassen werden mittlerweile in den Dienst der süßen Propaganda gestellt. Die AOK beispielsweise lässt in PR-Artikeln anlässlich der zehnwöchigen „Gesundheitsaktion Pfundskur" ihre Versicherten wissen: „Glücklicherweise brauchen wir uns um Zucker keine so großen Gedanken machen, denn Kohlenhydrate werden vom Körper als primäre Energiequelle genutzt." Und die Internetseite der „Pfundskur" jubelt: „Denn die Kalorien in Brot, Kartoffeln, Äpfeln und Gummibärchen machen eben nicht dick." Gummibärchen werden im gleichen Atemzug genannt wie Kartoffeln und Äpfel?! Und sie sollen nicht dick machen? Autor solcher Nachrichten, die verdächtig den Aussagen der Zuckerwerbung gleichen, die immer wieder versucht hat, isolierten Zucker mit vollwertigen Nahrungsmitteln auf eine Stufe zu stellen, ist wieder DGE-Chef Prof. Pudel, der die AOK schon als „fast meinen zweiten Arbeitgeber" bezeichnet. Das süße Karussell dreht sich …

Der Zorn der süßen Herren

Wissenschaftler, die gegen diesen Strom schwimmen, haben es schwer. Campbell, Cohen, Yudkin und andere Forscher, die es wagten, die Schädlichkeit des Zuckers anzuprangern, wurden zeitlebens verketzert und zum Teil offen boykottiert. Einem Universitätsinstitut in den USA wurde mit einer Schadenersatzklage von 19 Millionen Dollar gedroht, falls es eine Studie zum Beweis der Gesundheitsschädlichkeit von Zucker fortsetze und Zwischenresultate veröffentliche. Auch Dr. Bruker bekam es mit den Rechtsanwälten der Zuckerlobby zu tun und der Arbeitsgemeinschaft der Verbraucher wurde der Titel „Schadstoff Zucker" auf ihrer Verbraucherrundschau durch die Gerichte verboten. Allerdings wurde dieses Urteil in einer weiteren Instanz revidiert; die AVG darf Zucker weiterhin als „Schadstoff" brandmarken. Das Oberlandesgericht Hamburg kam zu dem Schluss, „dass in

Zucker ein nicht zu vernachlässigendes gesundheitliches Gefährdungspotenzial steckt."

Das Wochenblatt *Die Zeit*, dem man gewiss keinen reißerischen Boulevard-Journalismus nachsagen kann, veröffentlichte sogar einen Artikel über die Zuckerindustrie unter der Schlagzeile „Die Zucker-Mafia". Dort heißt es: „Weil sie ein Produkt vertreibt, das überflüssig und eher gesundheitsschädlich ist, müssen ganze Stäbe hoch bezahlter Menschen den Absatz von Zucker fördern. In umstrittenen Werbespots macht die Mafia des Süßen den Müttern weis, dass Schokolade Kindern nicht schade. Sie bearbeitet Zahnmediziner, damit sie Zucker als Karies-Ursache aus der Schusslinie bringen. Sie überzieht Kritiker mit Prozessen, lässt Auftragsgutachten fertigen und kassiert bei Bauern Zwangsbeträge, mit denen die Erzeugnisse einer unsinnigen Agrarproduktion vermarktet werden."

Angesichts dieser massiven Macht verwundert es nicht, dass viele Wissenschaftler lieber die Finger von dem süßen heißen Eisen lassen, „gefährliche" Erkenntnisse mit äußerster Vorsicht umschreiben oder sich gleich ganz auf die Seite der Mächtigen schlagen und weiterhin brav die Irrtümer über das Grundnahrungsmittel und Naturprodukt Zucker in der Öffentlichkeit verbreiten. In den Ratgeber-Kolumnen der Presse liest man die absurden und oft gesundheitsgefährdenden Ratschläge solcher so genannten Ernährungsfachleute – Autofahrer sollen Süßigkeiten essen, Kinder brauchen die Energiereserven des Zuckers und anderen Unsinn mehr. Auch die Medien wollen sich den Zorn der süßen Herren nicht zuziehen. Journalisten müssen sich vor jeder Formulierung hüten, die als „geschäftsschädigend" ausgelegt werden könnte, Pressemitteilungen und Artikel, die den Zucker anprangern, bleiben im Gegensatz zu redaktionell getarnter Zuckerwerbung unveröffentlicht und sogar bezahlte Inserate – Anzeigen für den „Zuckerfilm" der Gesellschaft für Naturheilkunde Deutschland e.V. – werden vorsichtshalber abgelehnt. Zucker scheint nicht nur ein Krankmacher, sondern auch ein Angstmacher zu sein.

Es geht um die Gesundheit des Menschen

Gesundheit ist bekanntlich unser höchstes Gut. Sie ist zu wertvoll, um sie einer mit subventionierten Scheuklappen gepolsterten Wissenschaft zu überlassen. Wissenschaftliche Erkenntnisse, die als gesichert gelten, sind wenige Jahre später oft nicht einmal mehr das Papier wert, auf das sie geschrieben sind. Der Nobelpreisträger A. J. Virtanen meint dazu: „Falls wir uns nach der klassischen Ernährungslehre ernährt hätten, wären wir alle gestorben."

Wirklichkeitsfremde, von allen Zusammenhängen isolierte Experimente, grausame Tierversuche, Prestigedenken und wirtschaftliche Interessen sind oftmals der Alltag einer Wissenschaft, die den Sinn für die Ganzheit des Lebens verloren hat und die Natur und das menschliche Leben als mechanisches, maschinengleiches System betrachtet.

An dieser Stelle sei den Vorkämpfern für ein menschenwürdiges Leben und eine menschenwürdige Ernährung gedankt, die ihre Forschungs- und Aufklärungsarbeit trotz aller Anfeindungen und oft unter Einsatz ihrer eigenen finanziellen Mittel vorantreiben.

Gesundheit ist Lebensqualität. Kein zuckersüßes Genussmittel kann dafür Ersatz bieten. In unserer Zeit der zunehmenden Belastung der Umwelt durch Schadstoffe und Radioaktivität und der wachsenden Bedrohung durch Krankheiten, ist eine vernünftige, vollwertige Ernährung das wichtigste Element unserer Gesundheit. Ein konsequentes „Nein" zum Zucker kann der erste Schritt dazu sein.

So ein süßes Dickerchen ...

Das bunte Zuckerparadies der Kinder

Jedes dritte Kind in Deutschland ist übergewichtig. 80 Prozent dieser zu dicken Kinder tragen die gesundheitsschädlichen Pfunde ihr Leben lang mit sich herum, denn die schlechten Ernährungsgewohnheiten, die in der Kindheit gelernt werden, setzen sich im Erwachsenenalter fort. Die Gier nach Süßem ist von allen die ausgeprägteste. Eine ganze Industrie lebt davon und beginnt mit der Programmierung auf „Süß" bereits im Babyalter. Die Folgen sind entsprechend: Die Zähne von 60 Prozent aller Kleinkinder sind von Karies befallen, 90 Prozent der Drei- bis Sechsjährigen haben die Zahnfäule, Eltern klagen über Appetitlosigkeit und Lernschwäche ihrer Kinder. Die Industrie kann auf die Zielgruppe Kinder aber nicht mehr verzichten. Von den 20 000 Fernseh-Werbespots, die Kinder in den USA im Jahr konsumieren, beziehen sich zwei Drittel auf Süßwaren und wiederum 85 Prozent davon wenden sich direkt an die Kinder. Die deutsche Süßwarenindustrie ließ sich im Jahre 2002 ihre Produktwerbung über 581 Millionen Euro kosten, fast das Doppelte als noch 1990. Entsprechend sind die Zuwachsraten bei der Produktion: Jährlich werden in Deutschland für mehr als 10 Milliarden Euro Süßwaren produziert und an etwa 450 000 Verkaufsstellen angeboten. Dazu werden noch für über 1,75 Milliarden Euro Süßwaren aus den EU-Nachbarländern importiert. Der Pro-Kopf-Verbrauch an Süßwaren in Deutschland liegt demzufolge bei rund 29 Kilo im Jahr.

Drei Viertel des Platzes an den Ladenkassen sind von Süßwaren belegt und viele andere lockende bunte Tüten und Verpackungen mit süßem Inhalt warten in den Regalen in bequemer „Kindergriffhöhe" auf die kleinen Konsumenten. Eine halbe Milliarde Euro geben Kinder im Alter zwischen fünf und 14 Jahren in Deutschland jährlich für Süßwaren aus – in Supermärkten, an Kiosken, Automaten und Verkaufsschaltern in Schulen. Bonbons statt Frühstück. Schokosnack statt Pausenbrot. Cola statt Milch. Kinder sind hilflose und leicht beeinflussbare Objekte einer Industrie, der die Marktanteile der süßen Krankmacher wichtiger sind als die gesunde Zukunft ihrer jugendlichen Zielgruppen. Und die Eltern scheinen machtlos, denn das süße Paradies der Kinder ist allgegenwärtig und dringt durch das Fernsehen bis in die gute Stube zu Hause.

„Zucker fördert das Wachstum von Kindern"

Ein Drittel aller Mütter hält diese Aussage für zutreffend und über die Hälfte der Mütter glaubt, dass Zucker Nervennahrung sei. Die Werbeagenturen der Zucker- und Süßwarenindustrie haben ganze Arbeit geleistet.

Die wenigsten Eltern hingegen kennen die Ergebnisse eines Versuchs von vierzig japanischen Wissenschaftlern, die zehn Jahre lang die Wirkung des isolierten Zuckers auf den jungen, im Wachstum begriffenen Körper untersuchten. Eine „körperliche Schwäche", die bei Kindern, die viel Süßigkeiten konsumieren, festgestellt wurde, veranlasste die Forscher zu sorgfältig angelegten Fütterungsversuchen an jungen Tieren. Die Tiere erhielten zusätzlich zu ihrer normalen Nahrung eine bestimmte Menge an Fabrikzucker, die umgerechnet einer Zuckermenge von 40 bis 60 Gramm pro Tag für ein Kind von 20 bis 30 Kilo Körpergewicht entsprach (eine Zuckermenge, die bereits in einer Tafel Schokolade enthalten ist). Schon nach 146 Tagen führte dieser Zuckerzusatz zu schweren krankhaften Veränderungen des ganzen Knochensystems. Die Folge waren Knochenerweichungen, -verbiegungen, -knickungen und -brüche. Außerdem hatte sich die Nebenschilddrüse krankhaft vergrößert, was deutlich auf eine Störung des Kalkstoffwechsels hinwies. Das Mikroskop zeigte eine Kalkauslaugung der Knochen und „viele Zeichen einer verstärkten Zelltätigkeit, gleichsam einer angstvollen Bemühung zur Abwehr eines unaufhaltsam vordringenden Schadens". Außerdem kam es zu einer Verlängerung der Röhrenknochen, die an das gesteigerte Wachstum der heutigen Jugend erinnert.

Prof. Dr. H. Stumpf erklärt diese alarmierenden Ergebnisse damit, dass hoher Zuckerkonsum Stoffwechselschlacken in Form von Säuren bildet und der Körper zur Wiederherstellung des Säure-Basen-Gleichgewichts Kalk und Mineralstoffe mobilisieren muss. Gelangen diese nicht in ausreichender Form mit vollwertiger Nahrung in den Körper, werden die Depots in Knochen und Zahngewebe abgebaut, was zu Zahn- und Kieferdegeneration und Osteoporose führen kann.

Von Geburt an süß

Die Prägung auf „Süß" beginnt schon in frühester Kindheit. Zwar ist auch Muttermilch leicht süßlich, weil sie Laktose (Milchzucker) enthält, zu der künstlichen Übersüße von Babytees, Baby-Fertignahrung und Süßwaren aller Art aber ist es ein weiter Weg, denn Säuglinge können noch gar nicht zwischen salziger oder süßer Nahrung unterscheiden. Daher greift auch die Aussage vieler Zuckerfreunde nicht, die Vorliebe für den süßen Geschmack sei angeboren. Doch bereits im Krankenhaus wird dem Säugling ohne Wissen der Mutter so manche Zuckerbombe verabreicht, was zu frühen gesundheitlichen Störungen, unter anderem zu einer Fehlbesiedelung des Darms mit unerwünschten Bakterienkulturen, führen kann. Da bei vielen Neugeborenen der Leberstoffwechsel noch nicht voll ausgebaut ist, kommt es zur so genannten Fruktose-Intoleranz, die für Säuglinge tödlich sein kann. Die natürlichste und beste Nahrung für den Säugling ist die Muttermilch mit dem darin enthaltenen Milchzucker, der die Bifidusflora (Teil der Bakterienflora) des Säuglings fördert. Künstliche Nährstoffe mit Kuhmilchmischungen und Zuckerwasser können diese naturgegebene Säuglingsnahrung nicht ersetzen. Fast alle Säuglings-Fertignahrungen enthalten vier bis sieben Prozent Fabrikzucker, manche sogar bedeutend mehr. Schließlich muss das Breichen vor allem auch der Mutter schmecken, die es stets vorkostet.

Die Vorliebe für Süßes wird bewusst in die Kinder einprogrammiert, die Reizschwelle für das Süßempfinden wird von Anfang an in die Höhe geschraubt. Den Kindern, deren Geschmacksempfinden sich noch entwickeln muss, wird so jede Chance genommen, den natürlichen Eigengeschmack von Speisen und Getränken als reizvoll zu erleben. Sie werden zugunsten eines übersüßen Einheitsgeschmacks um die faszinierende Welt des Schmeckens betrogen. Die Zucker- und Süßwarenindustrie zieht auf diese Weise ganze Generationen zukünftiger Kunden heran. „Soll der Mensch sein Leben lang zuckersüchtig bleiben, kann der Einstieg nicht früh genug beginnen", schreibt Al Imfeld in seinem Buch *Zucker*. Ernährungswissenschaftlern ist das schon lange klar: „Geschmackliche Festlegungen und Einschränkungen können bereits aus einer frühzeitlichen Gewöhnung im Kleinkindesalter an ausgeprägte Geschmacksreize wie sehr süß oder stark salzig entstehen. (...) Häufig wird auf diese Weise einem gesundheitsgefährdenden Umgang mit Zucker und Salz, sowie bestimmten einseitigen Vorlieben bei der Nahrungswahl im Jugend- und Erwachsenenalter der Weg bereitet", meint Prof. Dr. M. Hamm. Die Süßwarenindustrie weiß das sehr wohl. In den USA finanzierte sie Forschungsprojekte, die herausfinden sollten, wie Babynahrung gesüßt sein und welche Geschmacksbeigaben sie enthalten muss, damit ein Kind später zu einer bestimmten Bonbon- oder Frühstücksflocken-Marke greift. Und das Branchenblatt *SG SÜSSWAREN-HANDEL* informiert seine Leser: „Im Kindesalter werden letztlich die Grundlagen gelegt für das spätere Verhalten gegenüber den Produkten unserer Branche. Gelingt es der Süßwarenwirtschaft, Millionen Kinder für das süße Sortiment einzunehmen oder gar zu begeistern, werden diese Kinder, wenn sie Jugendliche oder Erwachsene sind, überzeugte und treue Verbraucher von Süßwaren sein und bleiben." Die rasanten Umsatzzuwächse der Süßwarenindustrie zeigen, dass diese Rechnung aufgegangen ist.

Doch das Programmieren der Kinder auf das Genussmittel Zucker kann den Grundstein für ein späteres Suchtverhalten anderen Genussmitteln und Drogen gegenüber legen. Die staatliche Marktüberwachungskommission FTC in den USA stellte fest: „Verführung zum Süßen ist Ausbeutung der Kinder."

Bonbonpädagogik

Zucker ist ein bequemes Erziehungsmittel. Das Baby isst besser, wenn sein Breichen gesüßt ist. Quengelnde Kinder lassen sich mit Süßwaren ruhig stellen. Süße Mitbringsel und Geschenke kommen bei Kindern immer an. Mit Süßigkeiten lässt sich ein Kind belohnen und auch „bestechen", etwa für eine Stunde „Bravsein" oder für bestimmte pädagogische Maßnahmen. Auch das schlechte Gewissen stressgeplagter moderner Eltern lässt sich mit Zucker besänftigen – wo etwas Zärtlichkeit, Körperkontakt, gemeinsames Spielen oder Zusammensein, Lob, Trost und Zuneigung zu zeitaufwändig sind, schafft eine Süßigkeit Abhilfe. Zucker als Liebesersatz, als Trostpflaster bei Frustration und Enttäuschung, ist nicht nur in der Welt der Kinder ein gebräuchliches Mittel zur Ablenkung von wahren Bedürfnissen und Problemen. Diese Gewohnheiten setzen sich bei den Erwachsenen fort oder suchen sich nur andere, „erwachsene" Genussmittel – Alkohol, Zigaretten oder andere Drogen. Viele bleiben der „Kummerpraline" aber auch bei allen neuen schlechten Angewohnheiten treu. Die

Süßwarenwerbung jedenfalls weiß sehr wohl um die psychologische Wirkung von „Keks und Schokolade“ und richtet ihre Slogans darauf aus.

Kinder sind brave Konsumenten

Der Kampf um den Süßwarenmarkt der Kinder ist hart, denn laut Fachpresse ist er „die Stütze der gesamten Branche“. Rund eine halbe Milliarde Euro zweigen Kinder zwischen fünf und 14 Jahren jährlich von ihrem Taschengeld für süße Naschereien ab. Etwa ein Drittel aller Schokoladenerzeugnisse und Zuckerwaren wird von Kindern gekauft oder verbraucht. In der süßen Hitparade der Kinder steht Schokolade obenan, gefolgt von Erzeugnissen mit Karamell-, Nuss- oder sonstigen süßen Füllungen, wie Schokoriegel. Auf Platz drei stehen Kekse aller Art. Bonbons, Lutscher und Waffeln halten den vierten Platz vor Zuckerwaren wie Schokoküsse, Lakritzkonfekt und Fruchtgummi. An sechster und letzter Stelle schließlich rangiert der Kaugummi, der bei Erwachsenen nach Schokolade übrigens an zweiter Stelle steht. Dazu kommen dann noch Limonaden, Eis, Nugatcremes, Schokogetränke, Backwaren, Puddings und andere Nachspeisen sowie die unzähligen anderen, oft nicht erkennbaren Zuckerquellen.

Gelegenheiten, an die ebenso begehrte wie schädliche Süße zu gelangen, gibt es viele. Was den lieben Kleinen nicht von wohlmeinenden Eltern und Verwandten mitgebracht wird, das beschaffen sie sich selbst. Kioske, Automaten und Lebensmittelgeschäfte quellen über vor bunten verlockenden Packungen und auch in die Schulen hat die süße Droge längst Eingang gefunden. Die Süßwarenindustrie weiß genau, worauf ihre kleinen Kunden fliegen. Grelle Farben, Comics, lachende Kindergesichter, Anklänge an Filme und TV-Serien, Preisausschreiben, Spielzeug und Bildchen als Beigabe, Märchenfiguren, lautmalerische, kindgerechte Sprache und später Reize wie Leistung, Kraft, Spaß, Abenteuer und Sexappeal – die Marketing-Strategen haben sich für jede Altersgruppe das Passende ausgedacht. Dazu kommt, dass bei Kindern bis acht Jahren das Vertrauen in den Wahrheitsgehalt von Werbeaussagen hoch ist.

Kinder sind Impulskäufer – sie lassen sich begeistern und greifen spontan zu. Das weiß man auch in den Lebensmittelläden, der Einkaufsquelle Nummer eins für Süßwaren. Die süßen Sachen liegen zumeist in Kindergriffhöhe und im Kassenbereich, dort, wo Kinder sich bequem bedienen können, wenn sie mit der Mutter an den Regalen vorbeigehen und in der Schlange an der Kasse warten. Diese „Bonbonfallen“ in Supermärkten sind übrigens in Schweden seit langem verboten.

Die Preise für Süßwaren sind meist auf das Taschengeld der Kleinen abgestimmt. Schon für zehn Cent kann sich ein Kind eine Zuckerbombe aus dem Automaten leiern. Und mit mundgerechten Portionen wird bei den Eltern die Illusion einer „maßvollen Nascherei“ erzeugt.

Außerdem haben Kinder zunehmenden Einfluss auf das Konsumverhalten der Eltern und entscheiden häufig, welche Marken bei Schokolade, Brotaufstrichen oder Getränken ins Haus kommen. Auch bei der Anschaffung von Hightechgeräten, Autos und der Planung von Urlaubsreisen reden Kinder mit. Schon im Vorschulalter werden Kinder vom Markenbewusstsein geprägt und die Werbewirtschaft spricht von Kindern als „Kaufmotoren der Familie“, als „wandelnde Markenspeicher“ und natürlich als „Konsumenten von morgen.“

„Habe keinen Hunger – außer auf Süßes“

Wir haben in den letzten beiden Kapiteln die Wirkung von Zucker auf den Organismus untersucht. Was der Krankmacher Zucker im Körper eines Erwachsenen anrichtet, trifft in noch gesteigertem Maße auf den im Wachstum begriffenen Organismus eines Kindes zu. Viele Eltern jedoch halten Karies für das einzige Zuckerproblem und glauben, regelmäßiges Zähneputzen allein würde Abhilfe schaffen. Sie übersehen, dass die Fehlernährung in der Kindheit fatale Folgen für die Gesundheit hat, die sich erst viele Jahre später zeigen.

Kinder nehmen jährlich das Zwei-, Drei- oder sogar Vierfache ihres Körpergewichts an Zucker zu sich. Manche sogar 400 Gramm täglich! Wie soll der kindliche Organismus mit solchen Mengen fertig werden, ohne letztendlich schwer wiegende Schäden davonzutragen?

Ein typisches Merkmal vieler Kinder ist die Unlust am Essen oder die Appetitlosigkeit. Die Katalyse-Umweltgruppe schreibt dazu in dem Buch *Chemie in Lebensmitteln*: „Fabrikzucker ist an der Entstehung zahlreicher Zivilisationskrankheiten beteiligt und ist der häufigste Grund für Appetitlosigkeit bei Kindern. Das Verlangen nach Süßigkeiten ist bereits eine Mangelerscheinung. Es fehlt aber nicht an Zucker, sondern vor allem an Vitamin B_1.“ Auch Dr. Bruker hält die

Zuckergier der Kinder für ein klassisches Zeichen des Vitalstoffmangels. Er stellt fest: „Mit dem Weglassen des Fabrikzuckers kehrt auch der Appetit zurück, der bei diesen Kindern immer schlecht ist."

Die Werbung aber will uns einreden, dass die süße Schnitte vor den Hauptmahlzeiten den Appetit nicht verringert oder dass eine Süßigkeit ein Pausenbrot zu ersetzen vermag.

Schlechte Noten für den Zucker

Mangel an Vitamin B_1 macht sich unter anderem bemerkbar durch Müdigkeit, Leistungsschwäche und depressive Stimmung. In Kapitel 3 haben wir den Zucker jedoch nicht nur als Räuber dieses lebenswichtigen Vitamins kennen gelernt, sondern haben uns auch mit den Symptomen der Hypoglykämie auseinander gesetzt, des Blutunterzuckers, zu dem Zuckerkonsum zwangsläufig führt. Schulkinder werden vom „Sugar Blues" meist mitten im Unterricht ereilt.

Kein Wunder, denn laut der Zeitschrift *NATUR* geht jedes zweite Schulkind ohne Frühstück aus dem Haus und nur zwei Drittel der Kinder haben ein mehr oder weniger gesundes Pausenbrot im Schulranzen, das allerdings oft zugunsten von Schokolade, Cola oder süßen Backwaren im Papierkorb landet, wie das sogar schon in Werbespots für Süßwaren zu sehen war. Und Frühstück bedeutet für viele Kinder ohnehin nur Marmelade, Nugatcreme, stark gezuckerte Frühstücksflocken und süßes Kakaogetränk. Am Kiosk vor dem Schulgelände und in der schuleigenen Verkaufsstelle besorgen sich die Kinder dann, was ihnen suggeriert wurde: Zucker, Zucker, Zucker.

Die Folge ist eine kurze Zeit quirliger, überreizter Hyperaktivität, verursacht durch den plötzlichen „Energieschub" im Blut, und danach ein vollständiger Energieverlust. Schlechtes Gedächtnis, Konzentrationsschwäche, emotionale Instabilität, Verhaltensstörungen und Lernschwäche sind die Ergebnisse dieses kindlichen „Sugar Blues". Der Pädagoge und Schuldirektor George Perry berichtet: „Viele Kinder, die eine Menge Süßigkeiten auf dem Schulgelände aßen, hatten Lernschwierigkeiten oder Verhaltensstörungen." Der Kinderarzt Dr. Lendon Smith meint: „Wenn ein Lehrer feststellt, dass die Kinder kein richtiges Frühstück bekommen haben, sollte er das Recht haben, sie nach Hause zu schicken."

Der Pädagoge Klaus-Dieter Müller von der Universität Hannover stellte in einer Untersuchung fest, dass Kinder, die vollwertig ernährt werden, einen besseren Notendurchschnitt aufweisen als Kinder, die sich „überwiegend von hellem Brot, kaum Frischobst, vielen Süßigkeiten“ ernähren. Die Zuckerwerbung leugnet solche Zusammenhänge natürlich und empfiehlt sogar, vor der Prüfung einen süßen Riegel zu essen – zur Verbesserung der „Konzentrationsleistung.“ Schlechte Zeugnisse sind noch die harmlosesten Folgen falscher Ernährung. Einer US-Studie zufolge verschwanden bei Kindern die durch den Vitaminmangel verursachten, teilweise schwer wiegenden Persönlichkeitsveränderungen (Aggressivität, Schlaflosigkeit, Angstträume etc.), sobald sie eine ausgewogene Kost erhielten.

Beliebter Treffpunkt ganzer Schulklassen sind die allerorts wie Pilze aus dem Boden geschossenen Fastfood-Restaurants, wo die Kinder und Jugendlichen alle Sünden der modernen Mangelkost auf einmal serviert bekommen: stark salz- und fetthaltige Pommes frites und Hamburger, Weißmehlprodukte, süße Drinks und Süßwaren. In Amerika heißt solche Nahrung „Junkfood“ – „Müllessen“, denn sie enthält viele Kalorien, hat aber keinen ausreichenden Nährwert. Die mit starken Zuwachsraten gesegnete Fastfood-Branche (McDonald’s ist seit Jahren das größte Gastronomieunternehmen Deutschlands mit einem Umsatz von 2,288 Milliarden Euro im Jahr 2000) bemüht sich indes auch um eine Imagekorrektur. Auf den ersten Blick wirkt es wie Satire, aber es ist ernst gemeint: „McDonald’s und die vernünftige Ernährung“ lautet der Titel einer Werbebroschüre des Fastfood-Marktführers.

Was können Eltern tun?

Eltern, denen die Schädlichkeit der süßen Sachen bewusst ist, haben es nicht leicht. Sie stoßen auf Unverständnis, wenn sie der wohlmeinenden Oma die süßen Geschenke ausreden wollen und die Bonbons der kinderlieben Nachbarin höflich zurückweisen. Sie gelten als Rabeneltern, wenn sie an der Supermarktkasse zum wiederholten Mal den Schokoriegel zurücklegen, um den das brave Kind bettelt. Und sie bekommen es mit den „Entzugserscheinungen“ der längst zuckersüchtigen Kinder zu tun, mit Geschrei, Quengelei und Schmollen.

Verbote helfen nichts oder bewirken das Gegenteil. Die Kinder haben zu viele Möglichkeiten, sich trotzdem mit Süßem einzudecken. Die süßen Fallen lauern an jeder Straßenecke, bei Freunden, selbst in der Schule. Außerdem sind Kinder überzeugt, dass Zucker ihnen gut tut. Die irreführende Werbung für Zucker und Süßwaren fällt bei ihnen auf fruchtbaren Boden und zieht industriegläubige Verbraucher heran. In dem ZDF-Film *Süß aber gefährlich* sieht man Kinder wortgetreu die Werbeslogans der Süßwarenhersteller nachplappern und der Junge, dem ein Schokoriegel „den Hunger wegmacht", ist der Überzeugung, er würde dank des süßen Happens bessere Noten schreiben.

Die Deutsche Gesellschaft für Ernährung hat Kinder und Jugendliche im Alter von zehn bis 18 Jahren über zu ihrer Einstellung zu Süßigkeiten befragt. 36 Prozent glauben, dass Zucker das Wachstum von Kindern fördert, 39 Prozent, dass Zucker verbrauchte Energie zurückbringt, 57 Prozent, dass Vollmilchschokolade Aufbaustoffe für Kinder liefert und 45 Prozent, dass Zucker Nervennahrung ist – Einstellungen, die viele Erwachsene teilen. Woher sollen die Kinder aber die Tatsachen erfahren? Von 142 für den Schulunterricht im Fach „Sachkunde" zugelassenen Büchern enthalten nur sieben eine ausreichende Darstellung der Ernährungslehre. Schlechte Noten also für diese Schulbücher – kein einziges „Sehr gut", kein „Gut", nicht einmal ein „Befriedigend".

Erstes Gebot für die Eltern ist also Aufklärung über die Schädlichkeit von Zucker und Süßwaren. Erklären Sie Ihren Kindern die Werbelügen in Zeitungen und Fernsehen und vermitteln Sie ihnen ein Grundwissen über Ernährung. Bedenken Sie, dass in der Kindheit der Grundstock für das spätere Ernährungsverhalten und für eine gesunde – oder kranke – Zukunft gelegt wird.

Vollwertige, vitalstoffreiche Kost ist das einzige Mittel, dem Zucker und anderer Mangelnahrung im Leben Ihrer Kinder entgegenzuwirken. Wenn Sie schon den Zuckerkonsum der Kinder außerhalb des Hauses nicht kontrollieren können, so sorgen Sie zu Hause durch eine gesunde Kost für eine ausreichende Versorgung mit den lebensnotwendigen Vitalstoffen.

Ersetzen Sie Nahrungsmittel und Getränke, die Fabrikzucker enthalten, durch gesunde Alternativen. Im zweiten, praktischen Teil dieses Buches erfahren Sie mehr über den schrittweisen „Ausstieg aus dem Zucker". Mit etwas Phantasie und Geduld lassen sich auch Kinder, die ganz auf „übersüß" programmiert sind und bei einer nicht knallbunt aussehenden Vollwertleckerei die Nase rümpfen, an gesunde Süße gewöhnen.

Geben Sie Ihrem Kind jeden Tag ein phantasievoll zurechtgemachtes, wohl schmeckendes und vollwertiges Pausenbrot mit auf den Schulweg. Es macht zwar weniger Arbeit, dem Kind Geld in die Hand zu drücken, aber Sie können sicher sein, dass dieses Geld, allen guten Ermahnungen zum Trotz, in Süßigkeiten umgesetzt wird.

Ersetzen Sie niemals Zuneigung und Zärtlichkeit durch Süßes! Und belohnen Sie Ihr Kind nie mit Schokolade oder Bonbons. Die Kinder assoziieren „süß“ sonst mit Glück, Anerkennung oder Entspannung und wollen diesen angenehmen Zustand möglichst oft wiederholen – ein weiterer psychologischer Aspekt der Zuckersucht.

Verzichten Sie auf süße Geschenke. Der Kalender ist zwar voll von Festtagen, zu denen man sich Süßigkeiten schenkt, aber man muss diesen von der Industrie angeheizten Rummel nicht unterstützen und kann auch andere Dinge schenken.

Es gibt eine ganze Reihe ungezuckerter süßer Leckereien, über die sich die Kinder freuen. Zu einem gelungenen Fest gehört nicht unbedingt etwas Süßes und schon gar nicht Fabrikzucker.

Versuchen Sie über die Elternbeiräte zu erreichen, dass der Verkauf von Süßigkeiten und süßen Limonaden auf dem Schulgelände untersagt wird.

Bleiben Sie beim Einkaufen konsequent, wenn Ihr Kind in eine der zahlreichen Bonbonfallen tappt. Auch das impulsive Greifen der Kinder nach allem Verlockenden ist eine Gewohnheit, auf die Sie positiv einwirken können.

Und gehen Sie mit gutem Beispiel voran: Den Kindern Süßes zu verbieten, während man selbst Schokolade nascht oder anderen Genussmitteln frönt, ist nicht gerade motivierend für den Nachwuchs, auf die süße Droge zu verzichten.

Teil 2

Zucker – nein danke!

Das Anti-Zucker-Programm in sieben Schritten

Das Anti-Zucker-Programm stellt die Konsequenzen aus dem ungesunden süßen Leben dar. Es möchte Ihnen aber kein starres, vorgefertigtes Konzept aufzwingen, sondern Ihnen Tipps geben, wie Sie ohne das süße Genussmittel den Weg zu einer besseren und gesünderen Ernährung finden können. Flexibilität und Kreativität sind die wirksamsten Instrumente im Kampf gegen eingefahrene Ernährungsgewohnheiten und die Freude an gesundem Essen ist die einzige Garantie gegen einen Rückfall in die süßen alten Zeiten. Nehmen Sie Rücksicht auf Ihre individuellen Vorlieben und Lebensumstände. Die Leitschnur, die wir Ihnen im nun folgenden praktischen Teil dieses Buches vermitteln, soll Anregung sein für eine ganz persönliche Auseinandersetzung mit Ihren eigenen Ernährungsgewohnheiten. Wir wollen nicht mit erhobenem Zeigefinger eine neue „Wunderdiät" oder „Essreligion" verkünden, an deren Ge- und Verbote man sich sklavisch zu halten hat. Jeder kann die hier dargelegten Prinzipien und Anleitungen seinen persönlichen Bedürfnissen anpassen, der Single ebenso wie die Mutter, die eine vielköpfige Familie zu bekochen hat.

Die ersten beiden Schritte des Anti-Zucker-Programms schaffen *Bewusstheit* über den persönlichen Zuckerkonsum – mithilfe des ersten Schritts können Sie Ihre süßen Ernährungsgewohnheiten überprüfen, der zweite verschafft Durchblick in Küche und Vorratskammer.

Die Schritte drei, vier und fünf setzen die gewonnenen Erkenntnisse in die *Praxis* um – Sie ziehen Konsequenzen und setzen Ziele. Sie erfahren etwas über Grundlagen gesunder Ernährung und süße Alternativen zum Fabrikzucker und probieren alles gleich praktisch aus – beim Einkaufen und beim Kochen.

Die Schritte sechs und sieben schließlich helfen Ihnen dabei, die einmal erreichten *Ziele* auch zu halten beziehungsweise bis zur völligen Vermeidung von Zucker auszubauen. Denn gesunde Ernährung ohne das süße Genussmittel soll kein Strohfeuer sein, das schon nach kurzer Zeit wieder von alten Gewohnheiten gelöscht wird.

Aber auch wer nicht sofort mit einem praktischen Anti-Zucker-Programm beginnen will, findet in diesem zweiten Teil des Buches eine Fülle von weiteren Informationen über die süße Droge und über Ernährung im Allgemeinen, Informationen, die die bisher ausgebreiteten Fakten ergänzen und vertiefen.

Die Kurzformel des Anti-Zucker-Programms lautet also: Bewusstheit – Praxis – Ziel. Wir wünschen Ihnen viel Spaß und Erfolg!

Schritt eins:
Wie viel Zucker esse ich?

Wer sich das Rauchen abgewöhnen möchte, hat es verhältnismäßig leicht, denn sein Widersacher – der Tabak – begegnet ihm in äußerlich leicht erkennbarer Form: als Zigarette, Zigarre oder Pfeifentabak. Wer hingegen seinen Zuckerkonsum einschränken oder ganz auf das süße Genussmittel verzichten will, hat es ungleich schwerer, denn Zucker schleicht sich in unzähligen Verkleidungen auf den Tisch. Der Vorsatz, keinen Zucker mehr in den Kaffee zu rühren und die Disziplin, auf Schokolade oder Süßigkeiten zu verzichten, genügen nicht, um das individuelle Zuckerproblem in den Griff zu bekommen. Bewusstheit über sämtliche Nahrungsmittel, die wir täglich zu uns nehmen, ist der erste Schritt auf dem Weg aus der Zuckerfalle.

Der süße Feind liegt im Hinterhalt

Es ist gar nicht so einfach, dem Zucker in unserer täglichen Nahrung auf die Schliche zu kommen, denn er liegt in den meisten der vorbereiteten und abgepackten Nahrungsmittel auf der Lauer. Auf den Zutatenlisten der Fertignahrung wird zwar angegeben, dass Zucker enthalten ist, die genaue Zuckermenge aber wird verschleiert oder verschwiegen. Außerdem müssen nur Rohr- und Rübenzucker als „Zucker“ deklariert werden, nicht so hingegen die zahlreichen weiteren Süßmittel wie zum Beispiel Isoglukose und andere, die gerne von der Industrie verwendet werden. Und in den gängigen seitenlangen Kalorientabellen, die den „Brennwert“ unserer Nahrung angeben und sie in die Grundbausteine Eiweiß, Fett und Kohlenhydrate aufteilen, wird der Zucker verschämt unter den Kohlenhydraten aufgeführt. Wenn es dort zum Beispiel bei Vollmilchschokolade ganz unschuldig heißt: 55 Prozent Kohlenhydrate, so weiß der Verbraucher gewöhnlich nicht, dass nahezu alle 55 Prozent dieser Kohlenhydrate reiner, isolierter Fabrikzucker sind. Auf solche Weise wird es dem Konsumenten fast unmöglich gemacht, seinen persönlichen Zuckerkonsum zu ermitteln. Aber der aufgeklärte Verbraucher ist ohnehin nicht gern gesehen, denn er schluckt nicht ungefragt, was ihm die Industrie vorsetzt. Er ist nicht einmal repräsentativ für die Ermittlung der „berechtigten Verbrauchererwartung". „Der Durchschnittsverbraucher ist weder Fachmann, noch gut informiert", hieß es noch ganz offen in den achtziger Jahren im Kommentar zum deutschen Lebensmittelrecht. Maßgebend scheint offenbar der uninformierte Verbraucher. Verbraucher, die auf diese Weise weiterhin maßgebend sein wollen, sollten in solch einem Buch besser nicht weiterlesen. Es könnte sie nämlich zu einem informierten Verbraucher machen.

Nachfolgend finden Sie eine ausführliche Tabelle, die Auskunft gibt über den Zuckergehalt verschiedener Nahrungsmittel. Die Angaben in dieser Tabelle wurden aus verschiedenen Quellen zusammengetragen und geben Mittelwerte an, die je nach Marke und Hersteller schwanken können. Trotzdem können Sie mithilfe dieser Tabelle Ihren täglichen Zuckerkonsum in etwa überprüfen – Sie werden erstaunt sein!

Zuckergehalt von Nahrungsmitteln und Getränken

Zu Beginn, als Vergleichsmöglichkeit, der Gehalt an natürlichen Zuckern einiger *unbehandelter, frischer Lebensmittel.*

Äpfel	10,2 %	Kiwis	6,9 %
Ananas, frisch	12,3 %	Kopfsalat	1,0 %
Aprikosen	7,7 %	Mandarinen	6,6 %
Bananen	12,3 %	Mangos	8,6 %
Birnen	9,0 %	Möhren	5,1 %
Brombeeren	6,8 %	Orangen	8,3 %
Erdbeeren	5,2 %	Pfirsiche	7,9 %
Grapefruits	7,4 %	Pflaumen	7,6 %
Heidelbeeren	17,6 %	Preiselbeeren	3,7 %
Himbeeren	17,6 %	Sauerkirschen	8,7 %
Johannisbeeren, rote	6,6 %	Tomaten	2,3 %
Johannisbeeren, schwarze	6,8 %	Vollmilch	4,7 %
Kirschen, süße	11,8 %	Weintrauben	15,0 %

Diese Lebensmittel führen dem Körper zusammen mit dem natürlichen Zucker eine Vielfalt von Vitalstoffen zu – Vitamine, Enzyme, Minerale, Spurenelemente, Faserstoffe und Aromastoffe. Sie machen den natürlichen Zucker dieser Früchte zu gesundem Zucker, ohne „Sugar Blues" und ähnliche Folgen. Der Körper kann diese natürlichen Zucker problemlos verarbeiten.

Auch die *natürlich verarbeiteten Lebensmittel* haben noch viele Wirkstoffe, um ihren Zuckergehalt auszugleichen. In Maßen genossen, sind sie, beispielsweise zum Süßen von Nachspeisen, durchaus verwendbar.

Apfelsaft	10,0 %	Grapefruitsaft	10,1 %
Äpfel, getrocknet	42,2 %	Orangensaft	9,4 %
Aprikosen, getrocknet	55,8 %	Rosinen	63,9 %
Datteln, getrocknet	55,6 %	Sauerkirschsaft	11,8 %
Feigen, getrocknet	52,4 %	Traubensaft	16,6 %

Achten Sie beim Kauf von Säften streng darauf, dass sie aus 100 Prozent Fruchtsaft bestehen. Nektare beispielsweise sind keine hochwertige Konzentration von Früchten, sondern eine Mischung von Fruchtsaft und Zuckerwasser. Der Anteil von Fabrikzucker darf bis zu 20 Prozent betragen. Kirsch- und Traubensaft gibt es allerdings nie als hundertprozentige „Muttersäfte" zu kaufen, da sie zu sauer und zu konzentriert schmecken. Bei diesen Säften darf gemäß Lebensmittelrecht mit Fabrikzucker nachgesüßt werden. Säfte also möglichst selbst pressen oder darauf achten, dass sie ohne Zuckerzusatz hergestellt wurden.

Getrocknete Früchte sind ein natürliches Süßmittel, denn auch sie haben viele Vitalstoffe. Aber auch hier sollten Sie darauf achten, dass sie unbehandelt sind, das heißt ungeschwefelt und ungezuckert. Siehe dazu auch „Schritt 3 – Süße Alternativen".

Bei *Dosenfrüchten und Konfitüren* sieht die Sache gleich ganz anders aus. Sie enthalten schon größere Mengen an Fabrikzucker, meist als Konservierungsmittel.

Ananas, in Dosen	20,2 %	Johannisbeerkonfitüre	57,7 %
Apfelgelee	65,0 %	Kirschkonfitüre	61,6 %
Apfelmus	ca. 20,0 %	Orangenkonfitüre	59,9 %
Aprikosenkonfitüre	61,3 %	Pfirsiche, in Dosen	16,2 %
Erdbeerkonfitüre	57,7 %	Pflaumenkonfitüre	59,6 %
Heidelbeerkonfitüre	59,7 %	Preiselbeeren, in Dosen	44,4 %
Himbeerkonfitüre	60,4 %	Quittenkonfitüre	57,3 %
Johannisbeergelee	66,3 %		

Der Zuckeranteil bei Konfitüren, der aus den Früchten selbst stammt, ist hierbei äußerst gering – er liegt zwischen 0,8 und 1,6 Prozent. Alles andere ist isolierter Fabrikzucker.

Das süße Leben beginnt beim *Frühstück*. Außer den oben aufgeführten Konfitüren stehen gewöhnlich noch eine Menge anderer Zuckerbomben auf dem Tisch. Zum Beispiel:

Honig	80,0 %	Marmelade	65,0 %
Kaffeemilch, trocken	65,0 %	Kondensmilch, gesüßt	42,0 %

Fertigmüslis, zum Beispiel:

Baby Müsli von Hipp	27,7 %
Bircher Müsli von Bösen (Neuform)	17,6 %
Dr. Oetker Knuspermüsli	21,7 %
Dr. Oetker Schoko Müsli	28,8 %
Dr. Ritter Müsli, ungesüßt	15,5 %
Feinschmecker Müsli von Kölln	23,1 %
Früchte Müsli von Schneekoppe	13,9 %
Grano Vita Wildfrucht Knusper	25,1 %
Kellogg's Viele Früchte Müsli-	15,4 %
Müsli von Granola	16,3 %
Sport Vollwert Müsli von Hipp	19,2 %
Zauber-Müsli von C. Hahne	25,7 %
5-Früchte-Müsli Konsum vital	28,3 %

Kakaogetränke, zum Beispiel:

Kaba	79,0 %	Kaba Fit	97,0 %

Diverse *Frühstücksflocken*, zum Beispiel:

Coco Krispies	40,0 %	Frosties	43,2 %
Corn Pops	44,9 %	Reis Frosties	39,5 %
Crunchy Nut	27,2 %	Zucker-Smacks	48,0 %

Nuss-Nugatcremes, zum Beispiel:

Belnussa	59,5 %	Nussfit	57,7 %
Erntekrone	59,1 %	Nusspli	65,1 %
Kaba Brotschmaus	57,2 %	Nutella	57,9 %
Max und Moritz	57,8 %	Nutoka	65,1 %

Die Zeit zwischen den Mahlzeiten versüßt man sich oft mit allerlei *Snacks und Süßwaren*, zum Beispiel:

Gummibärchen	77,0 %	Lakritze	78,0 %
Hartkaramellen	97,0 %	Lebkuchen	36,0 %
Kekse, Plätzchen	27,0 %	Schokolade, milchfrei	47,0 %
Kaugummi	78,5 %	Schokoküsse	65,0 %
Knabbergebäck	11,0 %	Vollmilchschokolade	56,0 %

Schokoriegel, auch solche, die mit Slogans wie „Fitness“ und Ähnlichem ein gesundes Image verbreiten wollen, sind heftige Zuckerbomben, zum Beispiel:

Bounty	35,0 %
Mars	37,0 %
Milky Way	43,0 %

Multipower Fitness-Pack	58,0 %
Multipower Molke Riegel	bis 53,0 %
Snickers	28,0 %
Sporting Konditionsriegel	bis 56,0 %

Auch allerlei *Nicht-Süßes* enthält Fabrikzucker:

Currysauce	17,9 %	Rotkraut, in Dosen	12,2 %
Fertig-Salatsaucen	bis 10,0 %	Senfgurken	5,2 %
Mittelscharfer Senf	18,0 %	Serbischer Bohnensalat	4,9 %
Pizza-Peperoni	6,0 %	Tomatenketchup	50,0 %
Relish, süß-sauer	22,6 %	Zigeunersauce	18,9 %

Das sind nur einige Beispiele. In den meisten der vorbereiteten und abgepackten Lebensmittel ist Zucker in mehr oder weniger großen Mengen enthalten, in Kartoffelpuffern wie in Rauchwürstchen, Leberpastete und Kaviarcreme. Die berühmte Prise Zucker, die den Geschmack verbessern soll, lässt sich in Fertignahrung oft genug in Prozenten ausdrücken, denn Zucker ist eine billige und gewichtsfördernde Zutat. Außerdem verweist die Industrie auf die Geschmacksgewohnheiten der Verbraucher – süß ist gefragt.

Auch das *Dessert* wird oft zur Zuckerschlacht:

Becherpudding	15,0 %	Puddingpulver	bis 75,0 %
Cremespeise, Pulver	80,0 %	Quarkfein (Erdbeer)	91,7 %
Eiscreme	21,0 %	Rote Grütze, Pulver	74,9 %
Fertige süße Saucen	35,0 %	Sahnesteif	53,0 %
Fruchteis	bis 32,0 %	Schoko-Dessertsauce	65,0 %
Fruchtjoghurt	bis 12,6 %	Vanille-Eispulver	75,0 %
Götterspeise, Pulver	bis 35,6 %	Weincreme-Dessert	84,0 %
Himbeersauce, Pulver	84,6 %	Vanillepudding, fertig	13,0 %

Beim *Backen* hat der Zucker leichtes Spiel:

Fondant	73,0 %	Marzipan	bis 50,0 %
Käsesahnetorte	23,0 %	Mürbteig, Backmischung	59,0 %
Kekse, Plätzchen	27,0 %	Rührkuchen, Backmischung	28,0 %
Kunsthonig	82,5 %	Schokolade	bis 60,0 %
Lebkuchen	36,0 %	Tortenhilfe	bis 90,0 %

Viele *Backrezepte* schreiben zu viel Zucker vor:

Biskuit	175 g Zucker auf 150 g Mehl
Liebesäpfel	550 g Zucker für 6 Äpfel
Plätzchen	100 g Zucker auf 300 g Mehl, plus 250 g Zucker für den Belag
Rührkuchen	300 g Zucker auf 300 g Mehl
Schwarzwälder Kirschtorte	175 g Zucker auf 150 g Mehl, plus 60 g Zucker für die Füllung

Auch *Getränke* haben es in sich:

Cola	11,0 %	Likör, durchschnittl.	30,0 %
Dessertweine	bis 21,8 %	Limonade	12,0 %
Fruchtnektare	bis 20,0 %	Sherry Brandy	32,6 %
Himbeersirup	65,8 %	Wein und Sekt, süß	6,0 %

Selbst in vielem, was gemeinhin als *gesund* gilt, lauert der Fabrikzucker:

Aufbaunahrung	60,0 %
Dextropur (fast reine Glukose)	99,9 %
Diät-Eiweißmüsli	26,2 %
Energie-Mineralgetränk	96,0 %

Haferfleks	22,7 %
Hustenbonbons	bis 66,0 %
Knusper-Weizenkleie	22,0 %
Multivitaminpräparate	89,0 %
Vitaminpräparate, lutschbar	bis 44,0 %
Sportler-Eiweiß	27,2 %

Diät-Fruchtzucker-Schokolade weist 30 bis 45 Prozent Fruktose und 46 bis 50 Prozent andere Kohlenhydrate auf.

Mit *Baby-Fertignahrung* beginnt oft die frühe Programmierung auf den Geschmack „süß“:

Haferschleim	bis 55,0 %	Kindertee-Granulat	bis 96,0 %
Heilnahrung	bis 42,7 %	Milchnahrung	bis 51,9 %
Honigschleim	57,0 %	Sojakraft	19,0 %
Kindergrieß	bis 30,0 %	Zwiebackflocken	40,9 %

Zum Abschluss ein Kuriosum: Gute Kunden der Zuckerindustrie sind die Hersteller von Zigaretten und Zigarren. Jawohl, Sie lesen richtig: Auch in der Tabakindustrie kann auf das süße Genussmittel nicht verzichtet werden. Die Tabakverordnung lässt für die Herstellung von Tabakerzeugnissen eine Reihe verschiedener Zuckerarten zu. Zucker wird dem getrockneten Tabak im Veredlungsprozess beigemengt und zwar in nicht geringen Mengen: Im Durchschnitt fünf Prozent in Zigarettentabak, bis zu 20 Prozent in Zigarren und in Pfeifentabak sogar bis zu 40 Prozent, meist in Form von Melasse. Selbst dem Schnupftabak darf hydrierter Glukosesirup als Feuchthaltemittel beigemischt werden. Der penetrante Geruch brennender Pfeifen, der vielen Nichtrauchern so „stinkt“, ist zum Großteil dem abgefackelten Zucker zuzuschreiben und auch die Lungenkrebsanfälligkeit der Raucher scheint britischen Untersuchungen zufolge mit dem Zuckergehalt ihrer Tabakwaren zu korrelieren.

Der erste praktische Schritt

Um das Problem „Zucker“ in den Griff zu bekommen, müssen wir uns erst einmal bewusst machen, wie viel Zucker wir tagtäglich überhaupt zu uns nehmen – aus „offenen“ und aus versteckten Quellen. Das grobe Überschlagen am Abend genügt hier nicht, denn wer vermag sich schon an jede Zwischenmahlzeit, jede Süßigkeit, jede Cola zu erinnern, die er im Laufe eines Tages – nicht selten gedankenlos – zu sich genommen hat. Die meisten Menschen sind außerdem der festen Meinung, sie würden sich bewusst und gesund ernähren – und verdrängen daher in ihrer Erinnerung so manche schlechten Essgewohnheiten. Eine bewusste und ehrliche Bestandsaufnahme wird in vielen Fällen ein höchst erstaunliches Ergebnis liefern.

Machen Sie sich also die Mühe, eine Woche oder auch nur ein paar Tage lang, eine Liste über all die Dinge zu führen, die Sie zu sich nehmen. Das mag umständlich und bürokratisch scheinen, aber es ist der einzige Weg, sich die eigenen Ernährungsgewohnheiten bewusst zu machen. Und diese Bewusstheit wiederum ist der erste Schritt, um gesundheitsschädliche Gewohnheiten zu ändern.

Ein kleiner Notizblock, auf dem Sie kurz festhalten, was Sie über den Tag verteilt essen und trinken, genügt. Seien Sie absolut ehrlich. Versuchen Sie nicht, sich selbst zu betrügen, indem Sie für eine Weile auf Dinge, die Sie normalerweise gerne essen, verzichten, nur damit diese nicht auf Ihrer Liste erscheinen. Oder indem Sie Snacks, Zwischenmahlzeiten, „Fernsehknabbereien“, Naschereien und Getränke übersehen. Und vergessen Sie nicht Nahrungsmittel, die eigentlich gar nicht süß schmecken – die Zuckertabellen dieses Buches zeigen, dass das süße Gift auch in vielen Nahrungsmitteln enthalten ist, bei denen man gar nicht an Zucker denkt. Tomatenketchup zum Beispiel besteht aus bis zu 50 Prozent Zucker!

Wenn Sie Ihre persönliche Liste über einen längeren Zeitraum führen, bekommen Sie bessere durchschnittliche Ergebnisse. Schließen Sie in jedem Fall ein Wochenende in Ihren Beobachtungszeitraum mit ein, denn gewöhnlich wird an diesen freien Tagen mehr Zucker konsumiert. Nur dann stimmt Ihr ganz persönlicher „Zuckerindex“.

Die Liste bringt es an den Tag …

Werten Sie die Liste mithilfe der Zuckertabellen in diesem Buch aus. Dabei kommt es nicht darauf an, eine auf das Gramm genaue Berechnung anzustellen. Das ist bei den von Hersteller zu Hersteller schwankenden Zuckermengen in den einzelnen Nahrungsmitteln ohnehin nicht möglich. Auf ein paar Gramm mehr oder weniger kommt es nicht an. Ziel ist, eine brauchbare Übersicht über den persönlichen Zuckerkonsum zu bekommen.

Seien Sie nicht überrascht, wenn die Zuckermenge, die Sie durchschnittlich jeden Tag zu sich nehmen, weit über Ihren Erwartungen liegt. Die vielen kleinen und mittleren Zuckermengen, über den Tag verteilt, erbringen rasch „gewichtige“ Ergebnisse.

Hier nur ein Beispiel, das beweisen soll, dass ein Zuckerkonsum von weit über 100 Gramm pro Tag nicht so unwahrscheinlich ist, wie das auf den ersten Blick vielleicht aussieht.

Schon zwei Becher Fruchtjoghurt à 200 Gramm enthalten bei einem Zuckergehalt von 12,6 Prozent bereits rund 50 Gramm Fabrikzucker. Ein halber Liter eines Fruchtsaftgetränks (ca. 20 Prozent Zuckergehalt) ergeben nochmals rund 50 Gramm. Letzteres ist knapp kalkuliert, denn der Gesetzgeber lässt bei Fruchtnektaren einen Zuckerzusatz von bis zu 200 Gramm pro Liter (!) zu. Durchschnittlich wird die „Zuckerbrühe“, so eine Überschrift der Zeitschrift *NATUR*, mit etwa 100 Gramm Zucker pro Liter gesüßt.

Zwei Fruchtjoghurts und ein halber Liter Fruchtnektar – das klingt fruchtig gesund. Die Liste aber beweist: Rund 100 Gramm Fabrikzucker wurden allein mit diesen drei „Zwischenmahlzeiten“ aufgenommen.

Rechnen Sie noch eine große Flasche Cola dazu – entweder über den Tag verteilt getrunken oder auf einmal nach dem Sport – 1 Liter Cola bedeutet 110 Gramm Zucker.

Und dann noch süße Frühstücksflocken (50 Gramm = etwa 20 Gramm Zucker), einen Schokoriegel (50 Gramm = etwa 18 Gramm Zucker), ein Stück Kuchen (100 Gramm = etwa 30 Gramm Zucker) usw.

Das ergibt alles in allem 278 Gramm Fabrikzucker. Das sind rund 1140 Kalorien, leere, nutzlose, überflüssige Kalorien … Der Würfelzucker in Tee und Kaffee und die zahlreichen kleinen Zuckermengen aus nicht süß schmeckenden Nahrungsmitteln, etwa aus Fertigkost oder Knabberwaren, sind in diesem Beispiel gar nicht mitgezählt.

Zusammenfassung Schritt eins:

- Führen Sie eine Liste über alle Nahrungsmittel und Getränke, die Sie zu sich nehmen.
- Seien Sie dabei möglichst exakt und vor allem ehrlich zu sich selbst.
- Führen Sie die Liste möglichst über einen längeren Zeitraum, in jedem Fall inklusive eines Wochenendes.
- Werten Sie die Liste mithilfe der Zuckertabellen in diesem Buch aus.
- Ermitteln Sie den Durchschnittswert Ihres persönlichen Zuckerkonsums pro Tag.

Schritt zwei:
Zucker in Küche und Vorratskammer

Nachdem Sie in Schritt eins einen Einblick bekommen haben in Ihren persönlichen Zuckerkonsum, geht es jetzt darum, die verschiedenen versteckten Zuckerquellen in Küche und Vorratskammer aufzuspüren. Denn wie erwähnt, ist Zucker nicht nur in süß schmeckenden Nahrungsmitteln enthalten, sondern stellt auch bei vielen Fertiggerichten und abgepackten Nahrungsmitteln eine äußerst gewichtige Zutat dar. Eine Generalinventur in Küche, Kühlschrank und Speisekammer hilft nicht nur, die versteckten Zuckerbomben ausfindig zu machen, sondern stellt auch ein gutes Training für das richtige Interpretieren von Zutatenlisten beim Einkaufen dar.

Eigentlich sollte eine Überprüfung der Vorräte rasch erledigt sein, denn laut Gesetzgeber müssen auf allen abgepackten Nahrungsmitteln die Zutaten angegeben werden. Leider darf man sich nicht zu früh freuen. So verbraucherfreundlich die so genannte Kennzeichnungsverordnung auf den ersten Blick scheint, so viele Schlupflöcher für die Nahrungsmittelindustrie sind in ihr enthalten. Vor allem, wenn es darum geht, den Zuckergehalt von Nahrungsmitteln zu überprüfen, hat die Kennzeichnungsverordnung so ihre Tücken.

Zutatenlisten lesen lernen

Die Tatsache, dass die Zutaten von Nahrungsmitteln auf der Packung angegeben werden müssen, haben wir der EU zu verdanken. Die deutsche Food-Lobby hatte sich zwar lange dagegen gesträubt, die Geheimnisse ihrer Produkte preiszugeben, die EG-Richtlinie von 1978 aber musste schließlich 1981 in deutsches Recht umgesetzt werden. Außer dem Zutatenverzeichnis müssen gemäß der Kennzeichnungsverordnung die genaue Bezeichnung des Produkts (der Verkehrsname), der Name des Herstellers oder Erst-Importeurs, die Nettofüllmenge und das Mindesthaltbarkeitsdatum auf die Verpackung gedruckt werden. Natürlich gibt es eine Reihe von gesetzlich geregelten Ausnahmen. Dem Weintrinker beispielsweise bleiben nach wie vor die Chemikalien in seinem edlen Tropfen verborgen. Auch für lose Waren, die durchaus auch „vorverpackt" sein dürfen, zum Beispiel Feinkostsalate, belegte Brötchen, vorverpackte Wurst- und Fleischwaren, gelten viele der Vorschriften nicht. Begründung: Man kann sie nicht durch Selbstbedienung erwerben und hat somit die Möglichkeit, die gewünschten Informationen beim Verkaufspersonal zu erfragen. Das mag logisch klingen, scheitert meist aber in der Praxis: Versuchen Sie doch einmal in Ihrem Supermarkt zu fragen, was genau in dem offen angebotenen Kartoffelsalat oder in der Sonderangebotswurst enthalten ist. In den meisten Fällen wird verständnisloses bis feindseliges Schweigen die Antwort sein.

Doch auch die Zutatenlisten auf den Verpackungen lassen vieles offen. Zwar müssen die Zutaten in der Reihenfolge der Mengenanteile aufgeführt werden, das heißt an erster Stelle steht die Zutat, von der die größte Menge verwendet wurde, an letzter Stelle die Zutat, von der am wenigsten hineinkam. Genauere Mengenangaben in Gramm, Liter oder Prozent aber müssen nicht genannt werden. Das lässt große Spielräume offen. Zudem gebraucht die Nahrungsmittelindustrie gerne einen Trick, um eine Zutat mit schlechtem Image, beispielsweise Zucker, von der ersten Stelle der Zutatenlisten verschwinden zu lassen: Sie lässt den Zucker in ihren Produkten inkognito reisen.

Nehmen wir als Beispiel einen Müsliriegel. Will man der bunten Verpackung glauben, strotzt er nur so vor gesunder Natürlichkeit. Die Zutatenliste liest sich folgendermaßen: *Haferflocken, Haselnüsse, gerösteter Reis, Cornflakes, Fett, Fruktose, Zucker, Dextrose, Maltose, Glukosesirup, Honig, Glyzerin, Rosinen, Apfelstücke, Salz, Emulgator Lezithin, Aromastoffe, Vitamine.*

Der ernährungsbewusste Käufer freut sich. Haferflocken sind die Hauptzutat, Zucker steht erst an siebter Stelle. Es kann also nicht viel des süßen Gifts enthalten sein. Irrtum. Der Zuckergehalt wurde nur in verschiedene Portionen aufgeteilt. Mit der Position „Zucker" ist nur der Gehalt an Saccharose gemeint. Weitere raffinierte Zucker in diesem Müsliriegel sind: Fruktose, Dextrose, Maltose und Glukosesirup. Dazu kommt noch der Honig, der bekanntlich aus etwa 80 Prozent Zucker besteht. Zusammengerechnet würde Zucker also einen vorderen, wenn nicht gar den ersten Rang auf der Zutatenliste einnehmen, aufgeschlüsselt aber verteilt sich der Zuckergehalt auf mehrere Posten und wird von jemandem, der die verschiedenen Zuckernamen nicht kennt, nicht im richtigen Verhältnis wahrgenommen.

Um solchem legalen Etikettenschwindel auf die Spur zu kommen, werfen Sie einen Blick in das „Kleine Zuckerlexikon" im ersten Kapitel dieses Buches. Dort finden Sie die vielen Namen des süßen Genussmittels, mit denen auf den Zutatenlisten jongliert wird. Wie viel Zucker genau in dem Riegel enthalten sind, bleibt trotzdem offen, weil die Zutaten nicht in Gramm oder Prozent angegeben werden müssen.

Bei einem Glas fertig zubereiteter roter Grütze ist es nicht anders. Die Zutatenliste lautet: *Früchte, Glukose, Traubenzucker, Geliermittel, Apfelpektin.* Hauptzutat ist eigentlich Zucker, obwohl die Früchte an erster Stelle stehen. Der Zucker wird aber aufgeteilt in Glukose und Traubenzucker, was völlig unsinnig ist, denn Glukose und Traubenzucker sind ein und dasselbe und stammen in diesem Fall wahrscheinlich nur aus unterschiedlichen Quellen. Das Resultat: Die Früchte führen die Zutatenliste an, obwohl in Wirklichkeit Zucker die Hauptzutat ist – legale Irreführung des Käufers.

Die diversen Farbstoffe, Konservierungsstoffe und anderen chemischen Zutaten sind auf der Zutatenliste oft nur mit dem Klassennamen und der entsprechenden Nummer versehen (zum Beispiel: Farbstoff E 102). Wer wissen möchte, ob es sich bei diesem Zusatzstoff um einen harmlosen Rote-Bete-Farbstoff oder um eine chemische Substanz handelt, die bei vielen Menschen Allergien auslösen kann, muss diesen Code erst entschlüsseln. Dazu gibt es seitenlange Tabellen in der Fachliteratur. Da man schwerlich mit einem Lexikon zum Einkaufen gehen kann, sollte man Nahrungsmittel, die undefinierbare, nicht näher erklärte Fremdstoffe enthalten, am besten ganz meiden. Einige Hersteller haben sich diesem Trend bereits angepasst und stellen ihre Produkte ohne künstliche Farb- und Konservierungsstoffe her oder nennen auf ihren Zutatenlisten nicht nur Nummern, sondern auch Namen, wenn zum Beispiel natürliche, unbedenkliche Zusatzstoffe verwendet wurden. Es geht also doch, wenn der Verbraucher seinen Willen und seine Macht durch sein Konsumverhalten zum Ausdruck bringt.

Die Menge an zugesetzten Stoffen muss vom Hersteller allerdings nicht genannt werden. Dem eiligen Käufer bleiben die Geheimnisse in seinem Einkaufswagen ohnehin verborgen. Die Zutatenlisten sind oft so klein gedruckt und an irgendeiner Seitenfläche der Verpackung verborgen, dass man geduldig danach suchen muss.

Vorsicht „ungezuckert"

Die Industrie und Gesetzgeber machen es dem Verbraucher nicht leicht. Beim Müsli-Test der Zeitschrift *ÖKOTEST* fanden sich auch in so genannten „ungesüßten" Mischungen noch bis zu 15 Prozent Zucker. Der Grund für eine solche Irreführung ist im deutschen Lebensmittelrecht zu suchen, das nur Saccharose (Rohr- und Rübenzucker) als Zucker deklariert, nicht aber die ähnlich schädlichen anderen Zuckerarten wie Traubenzucker, Fruchtzucker und die flüssigen, aus Stärke gewonnenen Süßmittel. Mit diesem Trick versuchten auch Hersteller von Kindertees das kritische Auge vieler Mütter zu täuschen, als bekannt geworden war, dass das Granulat von Babytees bis zu 96 Prozent (!) aus Zucker bestand und für die Karieskatastrophe bei Kleinkindern verantwortlich war. Milupa warb daraufhin 1983 für mit anderen Zuckerarten gesüßte Fertigtees mit dem Zusatz „Ohne Zuckerzusatz (Saccharose) hergestellt". Diese Irreführung der Verbraucher wurde der Firma Ende 1984 zwar verboten, doch ist es beim Einkaufen notwendig, auch die Zutatenlisten der „ungezuckerten" Waren genau zu studieren, um andere versteckte Zuckersorten aufzuspüren.

Vorsicht „gesund"

Auch bei Produkten, deren Verpackung „gesund" aussieht oder die von der Werbung mit allerlei „knusprigen, knackigen, gesunden" Sprüchen angepriesen werden, ist höchste Vorsicht geboten. Begriffe wie Joghurt, Milch, Müsli, Vollkorn, Vitamine, Honig, Nüsse, Früchte und so weiter, signalisieren dem ernährungsbewussten Verbraucher grünes Licht zum Kauf von Bonbons, süßen Riegeln, Keksen und vielem mehr. Sehr oft aber werden die „gesunden" Zutaten nur hervorgehoben, um die ungesunden dahinter zu verstecken. Der kritische Blick auf die Zutatenliste verhütet auch hier manch böse Überraschung: Oft überwiegen nämlich unerwünschte Zutaten wie Zucker und Fabrikfett, die von der Werbung hervorgehobenen Bestandteile folgen in meist geringen Mengenanteilen unter „ferner liefen". „Kinderschokolade" zum Beispiel besteht aus gut 40 Prozent Zucker und 20 Prozent Fabrikfett, „Milchschnitte" – laut Werbung „mit Milch und Honig" – hat auch runde 40 Prozent Zucker in sich, aber nur 5 Prozent Honig. Völliger Nonsens sind die so genannten Vitaminbonbons, die meist in erster Linie aus Zucker bestehen. Eine gesundheitsschädlichere Art, Vitamine zu sich zu nehmen, gibt es wahrscheinlich nicht.

Aufschlussreiche Inventur

Wer sich die Mühe macht, mithilfe der Zuckertabellen und des „Kleinen Zuckerlexikons“ aus dem ersten Kapitel seine Küchenvorräte zu durchstöbern, wird feststellen, dass kaum eine Zutatenliste ganz ohne Zucker in irgendeiner Form auskommt. Nicht selten kommt auch noch die eine oder andere Zuckerbombe zu Tage, die man bei seiner persönlichen Ernährungsliste in Schritt eins vergessen hat, zum Beispiel „Fernsehknabbereien“, Schokoriegel und anderes, das gerne gedankenlos zwischendurch konsumiert und daher leicht vergessen wird.

Nach einer solchen Generalinventur weiß man nicht nur über den persönlichen Zuckerkonsum Bescheid, sondern über seine Ernährungsgewohnheiten im Allgemeinen. Das bewusste Lesen von Zutatenlisten schärft das Auge auch für diverse weitere unerwünschte Substanzen, die oft in unserer Nahrung enthalten sind, zum Beispiel für Farb-, Konservierungs- und andere chemische Stoffe. Wer auf dem Weg zu einer gesunden Ernährungsweise dem Zucker auf der Spur ist, kann diese anderen, mit nicht erwünschten Zutaten versetzten Nahrungsmittel gleich mit von seinem Speiseplan streichen.

Zusammenfassung Schritt zwei:

- Lernen Sie, die Zutatenlisten auf den abgepackten Nahrungsmitteln richtig zu interpretieren, indem Sie das „Kleine Zuckerlexikon“ zu Hilfe nehmen.
- Führen Sie in Küche und Vorratskammer eine Inventur durch und trennen Sie zuckerhaltige von zuckerfreien Nahrungsmitteln. Vergessen Sie nicht die „süßen Ecken“ in Wohnzimmerschrank oder Hausbar.
- Behalten Sie die Trennung in „zuckerhaltig“ und „zuckerfrei“ bei, wenn Sie die Nahrungsmittel in Regale und Schränke zurückstellen. Oder markieren Sie zuckerhaltige Nahrungsmittel mit einem gut sichtbaren Zeichen (Farbstift, Aufkleber).

- Achten Sie bei einer solchen Inventur auch auf andere unerwünschte Substanzen in den Nahrungsmitteln, zum Beispiel auf Konservierungs- und Farbstoffe.

Schritt drei:
Konsequenzen ziehen und Ziele setzen

Nun geht es darum, die gewonnenen Erkenntnisse in die Tat umzusetzen. Unsere Ernährungsgewohnheiten stammen oft aus der Kindheit und sind tief eingeschliffen. Auch die Konditionierung auf den süßen Geschmack, die Gleichsetzung von süß mit wohl schmeckend, ist auf frühe Kindertage zurückzuführen. Um diese eingefahrenen Muster zu verändern, brauchen wir etwas Disziplin. Klare Ziele und ein übersichtlicher, schrittweiser Plan, der ganz unserer individuellen Situation angepasst ist, sind dabei unentbehrliche Werkzeuge. Die zahlreichen süßen Alternativen zu Fabrikzucker, die in diesem Kapitel vorgestellt werden, zeigen aber, dass das Streichen von Zucker von unserem Speiseplan nicht unbedingt den Verzicht auf den süßen Geschmack bedeutet.

Persönliche Ziele setzen

In den Schritten eins und zwei des Anti-Zucker-Programms haben Sie Licht in Ihre persönlichen Ernähungsgewohnheiten gebracht und Ihren durchschnittlichen täglichen Zuckerkonsum ermittelt. Nun liegt es ganz an Ihnen, auf welches Maß Sie Ihren Zuckerkonsum einpendeln wollen. Gesunde Ernährung und auch der Umgang mit dem süßen Genussmittel haben nichts mit Fanatismus zu tun. Sie müssen zu einer Lösung finden, mit der Sie gut leben können, ohne das Gefühl zu haben, gewaltsam Ihre Lebensqualität einschränken zu müssen. Übertriebene Ziele zu setzen, die sich letztlich doch nicht einhalten lassen, endet meist in frustrierendem Hin und Her zwischen erzwungener Askese und Rückfällen in alte Gewohnheiten. Natürlich ist für Körper und Gesundheit der völlige Verzicht auf Fabrikzucker am besten, doch schon eine deutliche Reduzierung des täglichen Zuckerkonsums ist ein wichtiger Schritt zu einer vernünftigen und gesunden Ernährung. Sie müssen also selbst entscheiden, wie weit Sie Ihren Zuckerverbrauch einschränken wollen.

Ernährungswissenschaftler geben dazu unterschiedliche Empfehlungen. Halten manche einen täglichen Zuckerkonsum von 60 Gramm noch für vertretbar, so empfehlen andere eine Reduzierung auf höchstens 20 Gramm. Wieder andere meinen, es sei am besten, ganz auf den weißen Gesundheitsfeind zu verzichten. Wenn Sie sich für eine persönliche Zucker-Höchstmenge entscheiden, müssen Sie allerdings stets auf der Hut sein und Ihre Ernährungsgewohnheiten immer wieder überprüfen, denn bekanntlich kehrt – allen guten Vorsätzen zum Trotz – nichts beharrlicher zurück als überwunden geglaubte schlechte Gewohnheiten. Sie können Ihren Zuckerkonsum aber auch schrittweise reduzieren, bis Sie über kurz oder lang ganz von selbst bei null Gramm angelangt sind. Der völlige Verzicht auf Zucker ist nämlich gar nicht so schwer, wie es anfangs scheinen mag.

Um einen Anhaltspunkt für eine erste vernünftige und durchführbare Reduzierung des persönlichen Zuckerkonsums zu bekommen, gehen Sie einfach Ihre Ernährungslisten aus Schritt eins und zwei noch einmal durch und markieren Sie alle Speisen und Getränke, auf die Sie ohne weiteres verzichten können, mit einem Rotstift. Mit Blau markieren Sie jene, bei denen ein Verzicht nicht ganz so leicht fiele, bei denen Sie sich aber einschränken können, und mit Grün kennzeichnen Sie diejenigen, ohne die Ihnen das Leben keinen Spaß mehr machen würde. Prüfen Sie anschließend, wie viel Zucker „übrig geblieben" ist und ob diese Menge mit Ihrer persönlichen Zielsetzung übereinstimmt. Wenn Sie von Anfang an ganz auf Fabrikzucker verzichten wollen, müssen Sie natürlich alle zuckerhaltigen Speisen und Getränke auf der Liste rot markieren und aus Kühlschrank und Speisekammer verbannen. Doch selbst das muss nicht heißen, dass Sie ganz ohne süßen Geschmack auskommen müssen.

Süße Alternativen

Der Verzicht auf Zucker ist nicht gleichzusetzen mit einem Verzicht auf „Süß". Es gibt eine Reihe von süßen Alternativen – gesunden und ungesunden – auf die wir hier eingehen möchten. Wir können grob unterscheiden zwischen *Süßmitteln* wie Früchten, Honig, Sirup etc., *Zuckeraustauschstoffen* wie Sorbit, Xylit etc. und *künstlichen Süßstoffen* wie Saccharin, Zyklamat und anderen. Aber Vorsicht: Lassen Sie sich von den oft „gesünder" klingenden süßen Alternativen nicht dazu verleiten, sie bedenkenlos als Ersatz für Fabrikzucker zu verwenden.

Viele von ihnen sind süße Konzentrate, die auch in kleinen Mengen problematisch sein können und in punkto Schädlichkeit dem Fabrikzucker kaum nachstehen. Die geringen Mengen von Vitalstoffen, die in ihnen enthalten sind, bedeuten keine gesundheitlichen Vorteile und können die Negativwirkungen in keinem Fall ausgleichen.

1. Süßmittel

Brauner Zucker ist um einiges teurer als der gewöhnliche Haushaltszucker, aber genauso schädlich. Er steht in dem Ruf, gesünder und natürlicher zu sein und wird deshalb auch in Reform- und Naturkosthäusern angeboten. In Wirklichkeit ist brauner Zucker aber nichts anderes als durch anhaftende Melassereste braun gefärbter Haushaltszucker. Er hat eine feucht-klebrige Konsistenz und ist weniger lange haltbar als der weiße Zucker. Sein Gehalt an Vitalstoffen aber ist wie beim weißen Zucker gleich null, bis auf einen verschwindend geringen Anteil an Spurenelementen in den Melasserückständen. Seine Wirkung auf den Organismus ist demnach genau die gleiche wie beim gewöhnlichen Zucker. Die *Süddeutsche Zeitung* meinte dazu: „Ein Blatt Salat enthält viel mehr Mineralien als eine Tüte braunen Zuckers." Anders gerechnet: Wer seinen Bedarf an Magnesium oder Kalzium mit braunem Zucker decken möchte, müsste täglich fünf Kilo der klebrig braunen Kristalle essen.

Honig ist ein reines Naturprodukt, bei dem es gravierende Qualitätsunterschiede gibt. Speisehonig ist um einiges wertvoller als Back- oder Industriehonig. Doch auch beim Speisehonig gibt es große Unterschiede. Die Bienen produzieren zwar immer gute Qualität aus dem gesammelten Blütennektar und Honigtau, den Unterschied aber macht die Bearbeitung durch den Menschen aus – die Gewinnung, Abfüllung etc. Honig ist auf jeden Fall wertvoller als raffinierter Zucker, unbedenklich ist er jedoch nicht. Zwar enthält er über 100 verschiedene Wirk- und Aromastoffe – das ist der Grund, warum Honig schon seit der Antike als Heilmittel gilt – doch sein Hauptbestandteil ist Invertzucker, ein Gemisch aus Frucht- und Traubenzucker. Der Zuckeranteil liegt je nach Honigsorte zwischen 70 und 80 Prozent. Da Honig sehr klebrig ist, fördert er Karies in besonderem Maße. Trotzdem ist Honig eine wichtige Alternative zu Zucker, denn zum einen führt er dem Körper Vitalstoffe zu, wenn auch in geringer Menge, und zum anderen geht man mit Honig automatisch sparsamer um als mit

Zucker, da sein starker Eigengeschmack das Aroma der damit gesüßten Lebensmittel rasch überdecken würde.

Es gibt über hundert verschiedene Aromakomponenten und eine Unzahl unterschiedlicher Honigsorten: Akazienhonig, Blütenhonig, Gebirgsblütenhonig, Heidehonig, Rapshonig, Waldhonig, Wiesenhonig etc. Diese verschiedenen Sorten sind abhängig vom revierbedingten Sammelgut der Bienen und geben Hinweise auf den Geschmack des Honigs, nicht aber auf seine Güte.

Wichtiger als die geschmackliche Unterscheidung ist die Qualität des Honigs. Durch Klärung und Wärmebehandlung bei über 40 Grad, gehen wichtige biologische Inhaltsstoffe wie Pollen, Vitalstoffe und Enzyme verloren. Honig ist also nur ein hochwertiges Lebensmittel, wenn der größtmögliche Grad an Naturbelassenheit gewährleistet ist. Etikett-Aufschriften wie „naturrein" oder „Auslese" sagen nicht unbedingt etwas über die tatsächliche Qualität des Honigs aus. Honigqualität wird neben der Frage nach schadstofffreier Herkunft nach zwei Kriterien bemessen:

Wird Honig erwärmt, gehen Wirkstoffe verloren und das messbare Hydroxymethylfural (HMF) bildet sich. Je höher der HMF-Wert eines Honigs, umso schlechter ist er. Leider werden die meisten Honige erhitzt, weil sie dadurch leichter abzufüllen sind. Bei Speisehonig darf die HMF-Zahl höchstens 40 HMF betragen, wirklich hochwertige Honige weisen Werte von weniger als 15 HMF auf.

Die Diastase-Zahl gibt den Gehalt an wichtigen Enzymen an. Je höher diese Zahl, umso besser der Honig. Für Speisehonig schreibt der Gesetzgeber einen Wert von mindestens acht Diastase vor, gute Honigsorten erreichen eine Güte von über 30 Diastase.

Das Kristallisieren von Honig ist übrigens ein natürlicher Vorgang, der die Qualität nicht beeinflusst. Durch ein Warmwasserbad (nicht über 40 Grad) kann man kandierten Honig wieder weich und flüssig machen. Wollen Sie Honig zum Kochen und Backen verwenden, tut es auch ein Honig von geringerer Qualität, denn durch das Erhitzen in der Küche gehen die wertvollen Bestandteile ohnehin verloren.

Neben den gesetzlich vorgeschriebenen Qualitätsnormen sollten bei der Produktion von wirklich hochwertigem Honig folgende Anforderungen beachtet werden:

- Das Revier der Bienen befindet sich nicht in der Nähe industrieller Ballungszentren oder landwirtschaftlicher Intensivnutzung, um Schadstoffe im Honig zu vermeiden.

- Die Bienen werden nicht mit Zucker gefüttert.
- Bienenkrankheiten werden nur mit Naturmitteln behandelt. Leider verabreichen viele Imker ihren Bienen zur Vorbeugung Antibiotika.
- Nur der vollständig gereifte Honig wird geerntet und bei der Abfüllung nicht erhitzt. Etiketthinweise wie „kalt abgefüllt" oder „kalt geschleudert" beachten.
- Ein guter Honig stammt von einem einzigen Imker und stellt nicht eine willkürliche Mischung von Honigsorten, teilweise aus importierten Honigen, dar. Beim konventionellen Angebot ist Letzteres leider die Regel – etwa 80 Prozent des Honigs für den deutschen Markt wird importiert.

Kaufen Sie zum Rohessen den besten Honig, den Sie bekommen können, am besten direkt von ökologisch wirtschaftenden Imkern oder im Naturkosthandel. Lagern Sie Honig gut verschlossen, kühl, dunkel, trocken und nicht zu lange.

So genannte „Kunsthonige" (diese Bezeichnung ist heute offiziell nicht mehr zulässig) sind Invertzuckercremes, die aromatisiert und gefärbt werden dürfen. Sie sind künstliche Industrieprodukte und dem normalen Haushaltszucker gleichzusetzen.

Honig ist kein unbedenklicher Ersatz für Zucker. Es hat keinen Sinn, im persönlichen Speiseplan Fabrikzucker einfach durch Honig zu ersetzen. Honig ab und zu in kleinen Mengen, als natürliches Süßmittel, ist aber sicherlich unbedenklich. Bei empfindlichen Menschen können aber selbst kleine Mengen von Honig (und anderer, nachfolgend erwähnter süßer Konzentrate) zur Unverträglichkeit von Frischkost und Vollkornprodukten führen.

Ahornsirup (Maple Sirup) ist der durch bis zu 40-maliges Kochen eingedickte Saft des Zuckerahornbaumes (Acer Saccharum) und kommt aus Kanada und den USA. Schon die Indianer zapften mindestens 40 Jahre alte Bäume an und stellten den süßen Sirup her. Die Herstellung ist aufwändig – ein Ahornbaum gibt täglich etwa zwei Liter Saft ab, zur Herstellung von einem Liter Sirup werden 40 Liter Saft benötigt. Heute werden bei der Gewinnung in den USA zum Teil bedenkliche Methoden und Chemikalien eingesetzt, zum Beispiel Wirkstoffe zur Verhinderung der Schaumbildung beim Einkochen. Bevorzugen Sie daher Ahornsirup aus Kanada von wild wachsenden Ahornbäumen.

Bei Magen-, Darm-, Bauchspeicheldrüsen- und Gallenkrankheiten besteht eine besondere Empfindlichkeit auf Ahornsirup. Er besteht zu etwa 65 Prozent aus Zucker und enthält eine Reihe von Wirkstoffen, vor allem die Minerale Kalium und Kalzium. Schon der relativ hohe Preis macht den Ahornsirup zum süßen Luxus, den man sich nicht alle Tage leistet. Und das ist gut so. Denn auch er sollte, wie Honig, nur sehr sparsam verwendet werden. Das Gleiche gilt für die aus Ahornsirup hergestellte Ahorncreme.

Die verschiedenen „Grade" (abgeleitet vom englischen „grade" für Güteklasse) von Ahornsirup geben Auskunft über Farbe und Geschmacksqualitäten. Der hellere, klare und milder schmeckende Sirup Grad A wird zu Beginn der Ernteperiode gewonnen und muss wegen seines höheren Zuckergehalts weniger stark eingekocht werden. Die Grade B und C werden später gewonnen, sind dunkler, schmecken kräftiger und weisen einen höheren Mineralstoffgehalt auf. Ahornsirup ist nur begrenzt haltbar und sollte nach dem Öffnen im Kühlschrank aufbewahrt werden.

Melasse ist ein Abfallprodukt der Zuckerherstellung, ein schwarzbrauner, klebriger, wie Lakritze schmeckender Sirup, der zu ungefähr 67 Prozent aus Zucker besteht und eine Reihe von Mineralstoffen und Spurenelementen enthält. Der Anteil von Vitamin B an der Melasse ist jedoch verschwindend gering, was die Melasse – ebenso wie Zucker – im Körper zu einem Vitaminräuber macht. Sie ist also alles andere als ein gesunder Ersatz für Zucker.

Zuckerrohrsaft wird in getrockneter Form unter Handelsbezeichnungen wie „Vollrohrzucker", „Ursüße", „Succanat", „Rapadura" oder „Panelista" angeboten. Er hat einen etwas höheren Gehalt an Vitaminen und Mineralstoffen, ist weniger süß als Zucker oder brauner Zucker und hat einen karamellartigen Nachgeschmack. Doch er besteht zu rund 93 Prozent aus Zucker, hat einen entsprechend hohen glykämischen Index und sollte deshalb nicht in großen Mengen genossen werden. Messungen konnten nicht immer die auf manchen Packungen angegebenen Mengen von Vitamin B_1 bestätigen. Aber selbst wenn die von den Herstellern angegebenen Mengen an enthaltenen Mineralstoffen und Vitaminen korrekt wären, würden diese Mengen nicht ausreichen, das beim Verdauen des Zuckers entstehende Vitalstoffdefizit auszugleichen. Werbeversprechungen, dass „Vollrohrzucker zur Versorgung mit Vitaminen und Mineralstoffen beiträgt" oder gar, Ursüße sei so vollwertig wie Gemüsesaft, sind also irreführend.

Rübenkraut, auch Rübensirup, Rübensaft oder Zuckerkraut genannt, ist kein Abfallprodukt der Zuckerherstellung, sondern wird gesondert aus Zuckerrüben hergestellt. Zu Großmutters Zeiten war Rübenkraut ein beliebter Brotaufstrich und wurde häufig zum Backen und Kochen verwendet. Rübenkraut besteht zu etwa 62 Prozent aus Zucker und hat einen relativ hohen Gehalt an Mineralstoffen. Der glykämische Index liegt jedoch hoch, daher nur sparsam benutzen!

Obstkraut ist mit oder ohne Zuckerzusatz im Handel erhältlich. Bei Apfelkraut darf 40 Prozent Zucker, bei Birnenkraut 30 Prozent Zucker zugesetzt werden. Obstkraut besteht aus eingedicktem Saft. Es gibt auch Mischungen verschiedener Sorten. Bei den ungezuckerten Sorten beträgt der Anteil an natürlichem Zucker etwa 50 Prozent. Das aus dem Saft von Datteln hergestellte Dattelmark enthält noch mehr Zucker. Der Anteil an Vitaminen und Mineralien ist relativ hoch, aber auch der glykämische Index. Sparsam verwenden!

Apfel- und Birnendicksaft wird ebenfalls durch Erhitzen hergestellt und enthält mehr Zucker als Obstkraut (Apfeldicksaft etwa 83 Prozent, Birnendicksaft etwa 78 Prozent). Der relativ hohe Anteil an Mineralstoffen macht die Dicksäfte zu einer gesünderen Süße als Zucker – wenn sie wegen des hohen glykämischen Indexwerts sehr sparsam dosiert werden. Die meisten Vitamine gehen aber im Herstellungsprozess verloren.

Agavendicksaft gibt es im Naturkosthandel. Der konzentrierte Saft der Agave, einer ursprünglich mittelamerikanischen Pflanzengattung, die schon von den Azteken und Mayas genutzt wurde, enthält etwa 77 Prozent Zucker. Im Gegensatz zu anderen alternativen Süßmitteln, wie Ahornsirup, hat Agavendicksaft einen neutralen Geschmack und verändert so das Eigenaroma der damit gesüßten Speisen nur geringfügig. In den USA wird Agavendicksaft bereits industriell genutzt – zum Süßen von Bier, Eis und isotonischen Getränken.

Trockenfrüchte stecken voller Vitamine, Mineralstoffe, Ballaststoffe und Spurenelemente – Wirkstoffe also, die ein vollwertiges Lebensmittel ausmachen. Das wasserlösliche Vitamin C allerdings geht im Dörrprozess verloren. Obwohl ihr Zuckergehalt nicht so hoch wie bei Honig und Sirup liegt, sollten Trockenfrüchte nur sparsam verwendet werden. Vorsicht wegen der Zähne – Trockenfrüchte sind klebrig. Am besten vor dem Verzehr einweichen.

Bitte unbedingt beachten: Kaufen Sie nur naturbelassene Trockenfrüchte, zum Beispiel im Naturkosthaus. Im konventionellen Handel erhältliche Ware ist oft chemisch behandelt, mit Methylbromid begast und/oder geschwefelt. Das schadet dem Vitamin B_1 und verursacht bei vielen Menschen empfindliche Kopfschmerzen. Achten Sie immer auf den Packungshinweis „Ungeschwefelt". Mit Trockenfrüchten lassen sich eine Reihe köstlicher und gesunder Nachspeisen und Muse zubereiten. Im Dörrapparat oder im Backofen lässt sich Trockenobst übrigens auch selbst herstellen.

Frische Früchte sind die bestmögliche Alternative zu Fabrikzucker, denn der in ihnen enthaltene Zucker kommt in ausgewogener Menge und in der richtigen Kombination mit Vital- und Ballaststoffen vor. Sie sind vollwertige Lebensmittel und können auf vielfältige Weise zum Süßen von Nachspeisen eingesetzt werden – eine zerdrückte Banane zum Beispiel kann süße Wunder tun! Der Phantasie und Kreativität sind bei frischen Früchten keine Grenzen gesetzt. Dem Appetit auch nicht, die süße Gesundheit von frischem Obst ist ohne schlechtes Gewissen zu genießen. Große Portionen süßer Trauben und Bananen auf nüchternen Magen haben allerdings eine glykämische Wirkung.

Übersicht über den Zuckergehalt verschiedener Süßmittel:

Agavendicksaft	ca. 77 %	Melasse	ca. 67 %
Ahornsirup	ca. 65 %	Obstkraut, gezuckert	ca. 80-90 %
Apfeldicksaft	ca. 83 %	Obstkraut, ungezuckert	ca. 50 %
Birnendicksaft	ca. 78 %	Rübenkraut	ca. 62 %
Brauner Zucker	ca. 99 %	Zuckerrohrsaft, getrocknet	ca. 93 %
Honig	ca. 70-80 %		

Der Zuckergehalt von Trockenfrüchten und verschiedenen Obstsorten ist in den Tabellen in Schritt 1 angegeben.

2. Zuckeraustauschstoffe

Die Zuckeraustauschstoffe verdanken ihren Namen der Tatsache, dass Diabetiker sie im Austausch gegen Haushaltszucker verwenden können, da sie vom Körper langsamer verwertet werden und ihre Verstoffwechslung weit gehend insulinunabhängig erfolgt. Das macht sie jedoch auf keinen Fall zu gesunden Süßmitteln. Ganz im Gegenteil:

Wenn man zu viel von ihnen isst, kann das im wahrsten Sinne des Wortes „in die Hose gehen“, denn sie wirken in unterschiedlichem Maße abführend.

Fruchtzucker (Fruktose) ist ein isolierter Fabrikzucker, der in natürlicher Form in Früchten vorkommt und Bestandteil des Haushaltszuckers ist. Er gehört eigentlich in die Rubrik der gewöhnlichen Fabrikzuckerarten, wird von der Werbung aber als „am besten verträglicher Zuckeraustauschstoff“ angepriesen und vor allem in Reformhauswaren als gesunde Alternative zum weißen Zucker eingesetzt. Selbst Bücher, die über Zucker aufklären wollen, zum Beispiel der amerikanische Bestseller *Sugar Busters*, bezeichnen Fruktose als einen „akzeptablen Ersatz für raffinierten Zucker“, übersehen dabei aber großzügig, dass Fruktose selbst ein raffinierter Zucker ist und verbreiten so schlichtweg Falschinformationen. Daher wird Fruchtzucker in diesem Abschnitt, in den er streng genommen gar nicht hineingehört, besprochen.

Fruchtzucker ist ein wertloser, leerer Kalorienträger, der für die Zähne noch schädlicher ist als der gewöhnliche Haushaltszucker. Für Diabetiker ist Fruchtzucker angeblich deshalb verträglich, weil der größte Teil davon direkt in die Leber transportiert wird, ohne einen Anstieg des Blutzuckerspiegels zu verursachen. Das ist jedoch nur zum Teil richtig. Fruktose selbst stimuliert zwar weder die Freisetzung von Insulin, noch benötigt es Insulin für ihre Resorption. Da aber ungefähr 30 Prozent der aufgenommenen Fruktose im Dünndarm zu Glukose umgewandelt werden, hat Fruktose eben doch eine glykämische Auswirkung auf den Blutzuckerspiegel, wenn auch eine sanftere als Haushaltszucker. Wissenschaftler haben wiederholt darauf hingewiesen, dass Fruchtzucker für Diabetiker *nicht* empfehlenswert ist. Außerdem wandelt die Leber Fruchtzucker schneller in Fett um als dies bei Haushaltszucker der Fall ist. Das ist vielleicht ein Grund, warum die meisten Diabetiker unter Übergewicht zu leiden haben. Bereits in geringen Dosen beeinflusst der isolierte Fruchtzucker den Triglyzeridspiegel im Blut und fördert die Bildung hoher Milchsäurekonzentrationen im Blut, was zu einer Übersäuerung (Azidose) führen kann. Außerdem wirken große Mengen von Fruchtzucker abführend. Die Meinung, Diabetiker, Anhänger von Reformkost und Gesundheitsbewusste könnten ihre Lust auf Süßes gefahrlos mit Fruchtzucker und den mit Fruchtzucker gesüßten Naschwaren befriedigen, ist nichts weiter als eine süße Illusion.

Sorbit, ein Zuckeralkohol, der 1868 entdeckt wurde, ist ebenfalls ein isolierter, leerer Kalorienträger, der industriell vornehmlich aus Maisstärke gewonnen wird. Die Süßkraft ist nur etwa halb so hoch wie die von Saccharose. Deshalb wird es manchmal mit künstlichen Süßstoffen „aufgesüßt". Für die Zähne ist Sorbit wenig schädlich, dafür wirkt es schon in relativ geringen Mengen abführend (je nach Empfindlichkeit zwischen 25 und 50 Gramm täglich). Sorbit ist der heute gebräuchlichste Zuckeraustauschstoff, er ist koch- und backfest und wird seit 1929 als Zuckerersatz verwendet, hat jedoch ähnliche Stoffwechselwege wie Fruktose und weist einen geringen glykämischen Index auf.

Xylit, wie Sorbit ein natürlich vorkommender Zuckeralkohol, wird aus verschiedenen Abfallprodukten der Land- und Forstwirtschaft gewonnen (zum Beispiel aus Birkenholzspänen), führt dem Körper wie Zucker leere Kalorien ohne notwendige Vitalstoffe zu und ruft biochemische Veränderungen im Körper hervor. Die Tatsache, dass Xylit für die Zähne unschädlich ist und einen kühlenden Effekt hat, hat dazu geführt, dass es in „zahnfreundlichen" Süßigkeiten, Halstabletten, Bonbons und Kaugummis verwendet wird. Xylit ist koch- und backfest und weist einen geringen glykämischen Index auf. Auch Xylit kann bei hohem Konsum (über 50 Gramm pro Tag) abführend wirken, bei Kindern führen schon geringere Mengen zu Blähungen.

Mannit ist besonders schlecht verträglich. Durchfallerkrankungen können schon ab 10 Gramm pro Tag auftreten. Mannit erreicht nur eine Süßkraft von 30 Prozent gegenüber Saccharose, ist unschädlich für die Zähne, führt dem Körper aber die gleiche Menge leerer Kalorien wie Zucker zu. Mannit findet sich in manchen Produkten, für die mit der Kennzeichnung „Ohne Zuckerzusatz" geworben wird. Früher wurde Mannit aus dem Saft der Manna-Esche gewonnen, heute gewinnt man diesen ältesten bekannten Zuckeraustauschstoff aus Invertzucker oder Glukose.

Isomalt ist ein neuer, zahnschonender Zuckeraustauschstoff und wird aus Saccharose hergestellt. Dieser Zuckeralkohol ist ungefähr halb so süß und hat auch nur etwa die Hälfte der Kalorien wie Zucker sowie einen geringen glykämischen Index. Da Isomalt etwa zwölfmal langsamer resorbiert wird als Zucker und zu etwa zwei Dritteln im Dickdarm zu Milchsäure und Fettsäuren abgebaut wird, bewirkt dieser Zuckerersatz nur einen relativ geringen Anstieg der Blutzuckerwerte und ist daher für Diabetiker geeignet. In Mengen über 30 Gramm täglich kann allerdings auch Isomalt abführend wirken.

Maltit (Maltitsirup) wird aus Mais- oder Kartoffelstärke hergestellt und ist fast so süß wie Fabrikzucker. Dieser relativ neue Zuckeraustauschstoff ist zahnfreundlich, hat nur die Hälfte der Kalorien von Zucker, weist aber ebenfalls den Nachteil auf, abführend zu wirken. Die Eignung für Diabetiker gilt als noch nicht gesichert, da der glykämische Index hoch anzusetzen ist.

Zuckeraustauschstoffe wirken abführend, weil sie nur verzögert ins Blut aufgenommen werden und somit auch die unteren Darmabschnitte erreichen. Im Darm ziehen sie Wasser an und vergrößern dadurch das Volumen des Darminhalts. Die Darmtätigkeit wird angeregt und als Folge davon gelangt Zucker auch in den Dickdarm, was zu Blähungen und Durchfall führt.

Xylit und Mannit gibt es nur in verarbeiteter Form. Sorbit und Fruchtzucker hingegen sind als die gebräuchlichsten Zuckeraustauschstoffe unter verschiedenen Handelsnamen erhältlich und werden in der Küche wie Haushaltszucker verwendet. Alle Zuckeraustauschstoffe sind isolierte Industriepräparate ohne Vitalstoffgehalt, aber mit einer gehörigen Menge an Kalorien. Im Grunde sind all diese „Durchfallzucker" ebenso wenig empfehlenswert wie normaler Zucker. Achten Sie deshalb auch auf diese Süßmacher, wenn Sie Zutatenlisten studieren. Sie finden sich oft in so genannten „gesunden" oder „zuckerfreien" Produkten.

3. Süßstoffe

Süßstoffe gehören für viele Menschen längst zum süßen Alltag. Sie sind synthetisch hergestellte chemische oder natürliche Verbindungen, ohne jede Verwandtschaft zu Zucker. Sie imitieren den Geschmack von Zucker, schmecken um ein Vielfaches süßer, ohne dem Körper Kalorien zuzuführen, ohne den Zähnen zu schaden und ohne den Blutzuckerspiegel zu beeinflussen. Aus diesem Grund werden sie von der Industrie oft in Produkten für „kalorienbewusste" Verbraucher oder für Diabetiker eingesetzt. Viele Süßstoffe haben eine synergistische Wirkung, das heißt, Kombinationen aus diesen Süßstoffen sind süßer als die Summe der einzelnen Süßstoffe.

Im Folgenden werden die wichtigsten künstlichen und natürlichen Süßstoffe beschrieben. Einer davon, die Gruppe der Stevioside, ist in Europa nicht zugelassen. Süßstoffe kommen in Tablettenform, flüssig oder als Zutat zu unzähligen Nahrungsmitteln in den Handel. Ebenso vielfältig sind die Markennamen, wie Assugrin, Ilgonetten, Diätsüße, Süßkraft, Süssetten, Süssfix, Natreen, Nutrasweet und viele andere, hinter denen sich aber stets die folgenden Süßstoffe oder Mischungen daraus verbergen.

Acesulfam ist der jüngste in Deutschland zugelassene künstliche Süßstoff. Er wurde erst 1967 entdeckt. Dieser wasserlösliche, hitzestabile Süßstoff ist kalorienfrei und etwa 130- bis 200-mal süßer als Zucker. Sein Süßgeschmack kommt dem von Zucker sehr nahe, in höheren Dosierungen kann es aber zu einem leichten Nachgeschmack kommen. Acesulfam ist nicht koch- und backfest.

Aspartam ist ein natürlicher Süßstoff, der 1965 unter anderem aus den Aminosäuren Aspariginsäure und Phenylalanin erstmals hergestellt wurde. Auch Aspartam ist etwa 200-mal süßer als Zucker, baut sich jedoch ab einer Temperatur von 180° C ab, ist also nicht zum Backen geeignet. Wegen der fehlenden Hitzestabilität kommt Aspartam nur bei Fertignahrung zum Einsatz, die nicht erhitzt und nicht über längere Zeit gelagert wird. Personen mit der Stoffwechselkrankheit Phenylketonurie (Fölling-Krankheit) sollten auf Aspartam verzichten, da es einen für diese Personengruppe Allergien auslösenden Eiweißbaustein enthält; der Gehalt von Aspartam in Nahrungsmitteln muss jedoch immer auf dem Etikett angegeben werden.

Zyklamat, ein künstlicher Süßstoff, der 1970 in den USA wegen seiner vermeintlich Krebs erregenden Wirkung verboten, mittlerweile aber wieder zugelassen wurde, ist kalorienfrei, hitzebeständig und weist nicht den für manche Süßstoffe typischen bitteren Nachgeschmack auf. Zyklamat ist „nur“ etwa 35-mal süßer als Zucker und wird deshalb häufig in Mischungen mit dem Süßstoff Saccharin angeboten. Das Gerangel um die vermeintliche Krebsgefahr durch Zyklamat wirft ein Licht auf den erbitterten Kampf der Zuckerindustrie gegen die Süßstoff-Konkurrenz. Der Zuckerindustrie ging es besonders in den ersten Jahren der Markteinführung der künstlichen Süßstoffe darum, die Schädlichkeit der Süßstoffe um jeden Preis zu „beweisen“, um die eigenen Marktanteile zu sichern. Zyklamat musste wieder zugelassen werden, nachdem ein Toxikologe der amerikanischen Gesundheitsbehörde FDA Fehler, unter anderem Bestechlichkeit, einräumte. Die Tierversuche mit Zyklamat waren mit unrealistischen Überdosierungen durchgeführt worden. Al Imfeld meint in seinem Buch *Zucker* zu den Verboten von Süßstoffen:

„Wie kann ein Ministerium ein Produkt bannen, weil es höchstens in Grenzfällen Krebs erzeugt, während ein anderes Produkt, dem schon längst Lungenkrebsverursachung nachgewiesen worden ist, von einem anderen Ministerium sogar noch subventioniert wird? Natürlich: Die Tabaklobby ist viel, viel mächtiger als die Saccharinlobby." In Deutschland war Zyklamat nie verboten, weil den Behörden die damalige Studie, deren Ergebnisse sich nicht belegen ließen, nicht als ausreichender Grund für ein Verbot erschien.

Saccharin, im Jahre 1878 zufällig von dem deutschen Chemiker Dr. Constantin Fahlberg entdeckt, war der erste künstliche Süßstoff auf dem Markt und ist etwa 550-mal süßer als Zucker. Die Zuckerindustrie erkannte die Gefährlichkeit der Konkurrenz aus der Retorte sofort und nahm den Kampf gegen sie auf. Schon um die Jahrhundertwende kam es zu ersten Verboten. In den zuckerarmen Kriegsjahren wurde das Verbot wieder aufgehoben. Seither tobt der Kampf der Lobbys um Marktanteile. Vor allem in den USA will die Zuckerindustrie die Schädlichkeit der künstlichen Süßstoffe beweisen; die Süßstoffindustrie antwortet mit Gegengutachten und Angriffen auf das gesundheitsschädliche, kalorienreiche Genussmittel aus Rübe und Rohr. Saccharin konnte sich auf dem Markt behaupten und ist in einer Mischung im Verhältnis 1:10 mit Zyklamat der heute am meisten verkaufte Süßstoff. Dieses Mischungsverhältnis gleicht auch den leicht bitteren Nachgeschmack von Saccharin aus. Saccharin wird vom Organismus zu 99 Prozent wieder ausgeschieden.

Stevioside: In vielen Ländern der Erde werden die aus den Blättern einer subtropischen Pflanze, die den viel sagenden deutschen Namen „Süßstoffpflanze" trägt, extrahierten Stevioside als natürlicher, frei verkäuflicher Süßstoff eingesetzt. Diese süß schmeckenden Pflanzeninhaltsstoffe mit Zuckerresten, die 300-mal süßer als Zucker sind, beeinflussen den Blutzuckerspiegel nicht und erzeugen kein Karies. Gewissen Interessenverbänden gelang es, die Zulassung dieses als unbedenklich geltenden natürlichen Süßstoffes in Europa dauerhaft zu blockieren. 1999 verweigerte der wissenschaftliche Beirat der EU die Zustimmung zur Zulassung als neuartiges Lebensmittel oder Zutat aufgrund eines formalen Fehlers bei der Antragstellung. Im Kräuterhandel findet man gelegentlich die ganzen oder pulverisierten Blätter unter der Bezeichnung „Stevia" oder „Süßkraut".

Thaumatin: Auch diese süß schmeckenden Proteine, die aus tropischen Früchten gewonnen werden, gelten als unbedenklicher natürlicher

Süßstoff und werden in manchen außereuropäischen Ländern bereits bei der Herstellung von Kaugummi und Milchprodukten eingesetzt.

Sind Süßstoffe also gesunde Alternativen zu Zucker, bieten sie Süße ohne Reue? Diese Frage ist schwierig zu beantworten, denn seit ihrer Entdeckung tobt eine Auseinandersetzung um die Schädlichkeit der künstlichen süßen Konkurrenz – zum einen für die Gesundheit, zum anderen natürlich für die Zuckerindustrie. Den Verdacht, Krebs erregend zu sein, konnten die künstlichen Süßstoffe nie ganz abstreifen. Die Weltgesundheitsorganisation WHO warnt noch immer vor zu großen Dosen der künstlichen Süßmacher. Zum Thema Süßstoff-Stoffwechsel existieren so gut wie keine Forschungen, denn beim Kampf um die Verdrängung der Süßstoffe wurde ausschließlich auf die amerikanische Krebshysterie gezielt. In der gesunden Vollwertküche spielen die künstlichen Süßstoffe keine Rolle, denn dort wird jeder Zusatz von Chemikalien und stark denaturierten Produkten zu Speisen und Getränken abgelehnt. Außerdem stacheln Süßstoffe das übermäßige und unnatürliche Verlangen nach süßem Geschmack nur an, ändern also nicht wirklich etwas an falschen Ernährungsgewohnheiten.

Die Süßstoffe natürlicher Herkunft, wie Thaumatin oder Steviosside, müssen differenzierter betrachtet werden. Alle bislang vorliegenden Untersuchungsergebnisse weisen darauf hin, dass sie eine echte, unschädliche Alternative zum Fabrikzucker und zu den künstlichen Süßstoffen mit einem beträchtlichen Marktpotenzial darstellen. So ist es nicht weiter verwunderlich, dass Interessenverbände ihr Erscheinen auf dem europäischen Markt blockieren. Wären sie frei verkäuflich, könnte dies für die Zuckerindustrie böse Folgen haben, denn immer mehr Verbraucher wissen um die Schädlichkeit von Zucker aus Rübe und Rohr, wollen auf den süßen Geschmack aber nicht verzichten – die natürlichen Süßstoffe könnten den Verbrauchern den bislang leider nicht zugelassenen „süßen Genuss ohne Reue“ ermöglichen.

Zusammenfassung Schritt drei:

- Setzen Sie sich ein klares, vernünftiges und auch durchführbares Ziel, auf welche Menge Sie Ihren täglichen Zuckerkonsum reduzieren wollen.

- Unterteilen Sie die zuckerhaltigen Nahrungsmittel auf der Liste, die Sie in Schritt 1 und 2 erstellt haben, in drei Kategorien:
  1. Nahrungsmittel, auf die Sie ganz verzichten können.
  2. Nahrungsmittel, bei denen ein Verzicht zwar nicht ganz leicht fällt, die Sie aber einschränken oder durch gesündere Alternativen ersetzen können.
  3. Nahrungsmittel, ohne die Sie nicht auskommen wollen.
- Stellen Sie fest, welche „süßen Alternativen“ bei welchen Nahrungsmitteln infrage kommen.
- Berechnen Sie, wie nahe Sie Ihrem Ziel schon gekommen sind. Setzen Sie den Rotstift so lange an, bis Sie Ihr persönliches Zuckerziel erreicht haben.

Schritt vier:
Richtig einkaufen

Das Nein zum Zucker hat automatisch die Hinwendung zu einer natürlichen und vollwertigen Ernährung zur Folge, denn wie wir in den ersten Schritten des Anti-Zucker Programms festgestellt haben, sind die meisten Produkte der Nahrungsmittelindustrie mit dem süßen Genussmittel oder mit allerlei anderen unerwünschten Zusatzstoffen im Bunde. Vielleicht stehen manche von Ihnen nun ratlos vor einem Berg von Nahrungsmitteln, die Zucker und allerlei andere unwillkommene Zusätze enthalten und fragen: „Was kann ich überhaupt noch essen?" Kein Grund zur Panik. Denn für all die Nahrungsmittel, die wir auf unserer Liste markiert haben, die wir ganz abschaffen oder zumindest reduzieren wollen, gibt es gesunde und schmackhafte Alternativen.

Wir wollen deshalb zu Beginn von Schritt vier einige Grundlagen gesunder Vollwerternährung umreißen.

Lassen Sie sich übrigens ruhig Zeit bei der Umstellung. Wer an die denaturierte Zivilisationsnahrung gewohnt ist, an Weißmehl, Fabrikfett und Industriezucker, hat anfangs oft Probleme mit den kerniger schmeckenden Vollwertprodukten. Der Gaumen stellt sich nicht von einem Tag auf den anderen um; ist er aber einmal auf den Geschmack gekommen, dann machen Sie die Gegenprobe – probieren Sie einen Schokoriegel oder ein Fabrikbrötchen. Schon nach dem ersten Bissen werden Sie sich fragen, wie Sie jemals solch übersüß oder fad schmeckendes „Junkfood" essen konnten.

Lebensmittel und Nahrungsmittel – ein altes Missverständnis

Von entscheidender Bedeutung ist es, „Lebensmittel" von „Nahrungsmitteln" zu unterscheiden. Die beiden Begriffe werden gewöhnlich gedankenlos als unterschiedliche Bezeichnungen für ein und dieselbe Sache gebraucht. Der Unterschied zwischen den beiden macht jedoch den Unterschied zwischen gesunder und ungesunder Ernährung aus.

Lebensmittel sind qualitativ hochwertige, vitale, naturbelassene Produkte, die sämtliche Stoffe, die der Mensch für ein gesundes Leben braucht, enthalten. Zum Beispiel frisches Obst, Gemüse und Getreide.

Nahrungsmittel hingegen sind die unnatürlichen, das heißt zerkochten, raffinierten, konservierten, präparierten, mit Rückständen von giftigen Chemikalien belasteten Produkte unserer modernen Nahrungs- und Genussmittelindustrie. Zum Beispiel Erzeugnisse aus Auszugsmehlen und Fabrikzucker.

Kurz gefasst: Lebensmittel geben dem Körper Leben, Nahrungsmittel machen ihn bloß satt.

Der Kalorien-Irrtum

Die moderne Nahrungsmittelforschung hat wesentlich dazu beigetragen, dass die Grenzen zwischen Lebensmitteln und Nahrungsmitteln verwischt wurden. Ganz im Geiste der herkömmlichen Wissenschaft, die der Natur mit mechanischen Methoden des Messens, Wiegens und Zählens zu Leibe rückt, ließen auch die Ernährungsforscher alle ganzheitlichen Überlegungen außer Acht und zerlegten unsere Nahrung in ihre chemischen Einzelteile, um daraus ihren Wert für den menschlichen Organismus abzuleiten. Der Mythos des Nährwerts, des Brennwerts, der Kalorien war geboren. Wir sind auf das Rechnen mit Kalorien und auf die Grundbausteine der Nahrung schon im ersten Kapitel dieses Buches ausführlich eingegangen.

Dieses Kalkulieren mit Kalorien und Grundbausteinen der Nahrung berücksichtigt nur den Aspekt der *Quantität*. Gesunde Ernährung aber hat mit der *Qualität* der Nahrung zu tun, und Qualität lässt sich nur schwer in Zahlen ausdrücken. Für eine Unterscheidung zwischen qualitativ hochwertigen und minderwertigen Speisen hat das Kaloriensystem keinen Platz. Stattdessen schert es „gesund" und „ungesund" über einen Kamm: Kohlenhydrat ist gleich Kohlenhydrat, egal ob es sich um Vollreis aus ökologischem Anbau oder um „Gummitoast" aus Weißmehl, Zucker und Konservierungsmitteln handelt, um wertvolle Kalorien oder um leere. Ihr Brennwert ist der gleiche. So gesehen ist auch Zucker nur ein Kohlenhydrat wie alle anderen, eine verdrehte Tatsache, die von der Werbung noch immer verbreitet wird. Nahrung nur nach der Kalorienmenge zu bewerten, macht jedoch ebenso viel Sinn, wie den Preis eines Konzertflügels nach seinem Heizwert einzuschätzen.

Und die Vitamine?

Als sich vor erst relativ kurzer Zeit das Wissen über die für den Körper lebensnotwendigen Vitalstoffe – Vitamine, Mineralien, Enzyme und andere – durchsetzte, ging die Nahrungsmittelindustrie dazu über, ihren denaturierten Produkten Vitamine und Ähnliches zuzusetzen, um zumindest auf der Zutatenliste der Forderung nach gesünderer Nahrung nachzukommen. Doch trotz aller Werbewirksamkeit macht auch eine solche künstliche Aufwertung aus einem Nahrungsmittel kein Lebensmittel. Kein künstlich hergestelltes oder bearbeitetes Nahrungsmittel, auch wenn seine messbaren Inhaltsstoffe den neuesten Forderungen der Ernährungswissenschaftler entsprechen, vermag ein natürliches Lebensmittel zu ersetzen. Der Ganzheitswert der lebendigen, unverfälschten Nahrung ist so unerforschbar wie die Entstehung des Lebens. Vitaminpräparate können zwar helfen, Vitalstoffdefizite auszugleichen, Ersatz für gesunde, ausgewogene Ernährungsgewohnheiten sind sie aber nicht. Das natürliche Ganze ist eben doch mehr als die Summe seiner Teile, denn es enthält eine Reihe von lebenswichtigen Wirkstoffen, die größtenteils noch nicht erforscht sind.

Der tschechische Forscher Bernasek stellte fest, dass es bei Versuchstieren, die synthetische Nahrung mit allen bekannten Vitalstoffen erhielten, schon in der zweiten Generation zu Fehlbildungen und Totgeburten kam, in der dritten Generation zu vermehrten Totgeburten und Missbildungen. Ab der vierten Generation begannen die Versuchstierzuchten auszusterben. Einige der in natürlichen Lebensmitteln enthaltenen Vitalstoffe sind noch kaum erforscht, wie die Pflanzenhormone, die das Wachstum und die Entwicklung einer Pflanze steuern, und viele so genannte sekundäre Pflanzenwirkstoffe.

Die Vitalstoffe geben unserer Nahrung Leben; sie machen den Unterschied aus zwischen gesunder, vollwertiger Ernährung und Mangelkost, in der die Vitalstoffe durch industrielle Bearbeitung entfernt oder zerstört wurden.

Die Vitalstoffe in der Nahrung:

- Vitamine
- Mineralstoffe

- Spurenelemente
- Enzyme
- ungesättigte Fettsäuren
- essenzielle Aminosäuren
- Aromastoffe
- ätherische Öle
- Pflanzenhormone und sekundäre Pflanzenwirkstoffe
- aktiven Wasserstoff übertragende Biomoleküle wie NADH

Nur die Qualität zählt

Der erste Schritt zu einer gesunden Ernährung ist also die Unterscheidung zwischen qualitativ hochwertigen und minderwertigen Produkten, zwischen Lebensmitteln und Nahrungsmitteln, ungeachtet ihres Kalorienwerts.

Jedes Essen ist nur so wertvoll und so gesund wie die für seine Herstellung verwendeten Rohstoffe. Ein Kuchen aus weißem Mehl, Dosenfrüchten und Fabrikzucker mag noch so phantasievoll angerichtet sein, für den Körper ist er minderwertig, wenn nicht sogar schädlich. Entscheidend für eine gute Ernährung ist daher die Qualität der Produkte, die wir zu uns nehmen.

Wir können ein Lebens- oder Nahrungsmittel unter vier grundsätzlichen Kriterien betrachten, um seine Qualität zu beurteilen. Wer allein diese vier Kriterien bei Einkauf und Zubereitung von Lebensmitteln beachtet, kommt ganz von selbst auf eine wertvolle und vernünftige Ernährung.

1. Vollwertigkeit

Hier geht es um den Gehalt an wertgebenden Vital- und Faserstoffen. Naturreis beispielsweise erfüllt den Anspruch der Vollwertigkeit in hohem Maße, weißer Reis deutlich weniger, während Fabrikzucker das genaue Gegenteil von Vollwertigkeit darstellt. Naturreis ist ein wichtiges Lebensmittel, weißer Reis ein denaturiertes Nahrungsmittel mit wenig Wert für den Körper. Frische, rohe und unbehandelte Lebensmittel erfüllen den Anspruch der Vollwertigkeit am meisten.

2. Naturbelassenheit

Je mehr ein Lebensmittel behandelt wird, das heißt gekocht, raffiniert, konserviert, präpariert etc., umso mehr lebenswichtige Vitalstoffe büßt es ein, bis zuletzt ein totes, wertloses Kunstprodukt à la Fabrikzucker übrig bleibt. Es sollten also Lebensmittel bevorzugt werden, die so wenig oder so schonend wie möglich bearbeitet wurden. Das bedeutet auch, dass wir bei der Zubereitung von Lebensmitteln darauf achten müssen, sie nicht „totzukochen". Rohkost ist deshalb wesentlicher Bestandteil eines gesunden Speiseplans und sollte bei keiner Mahlzeit fehlen. Ein weiteres wichtiges Kriterium der Naturbelassenheit ist, dass einem Lebensmittel keine unerwünschten Substanzen wie Konservierungsmittel, Farbstoffe und Ähnliches zugesetzt werden.

3. Frische

Die wenigsten von uns können sich tagesfrisch aus dem eigenen Garten oder direkt vom Erzeuger versorgen, sondern kaufen Lebensmittel ein, die bereits kürzer oder länger gelagert wurden. Wird bei Lebensmitteln auf die üblichen Konservierungsmethoden verzichtet, kann es zu mikrobakteriellen Belastungen und Verderb kommen (Bakterien, Schimmel, Pilze etc.). Auch bei Lebensmitteln, die nicht tagesfrisch sein müssen (Getreide, Kartoffeln, Käse und Ähnliches), ist die Beachtung dieses Punktes von entscheidender Wichtigkeit, denn auch sie können verderben oder durch unsachgemäße Lagerung ihre Qualität verlieren. Das bedeutet, dass beispielsweise auch hochwertiges Gemüse und Obst aus Bioanbau seinen Wert verliert, wenn es nicht mehr frisch ist. Achten Sie also stets auf die auf Verpackungen aufgedruckten Verfallsdaten und bei unverpackter Ware auf bestmögliche Frische.

4. Belastung

Ein vollwertiges, naturbelassenes und frisches Lebensmittel kann minderwertig oder gar schädlich sein, wenn es durch Schwermetalle, Rückstände von Pflanzenbehandlungsmitteln oder Arzneimitteln oder, wie seit dem Reaktorunglück von Tschernobyl ins Bewusstsein der Öffentlichkeit gerückt, durch radioaktive Nuklide belastet ist. Der Schaden, den die Giftküchen der chemischen Industrie bei vielen unserer Lebensmittel anrichten, ist verheerend, von außen aber meist nicht ersichtlich. Um Schadstoffbelastungen zu vermeiden, muss vor allem auf die richtigen Einkaufsquellen geachtet werden, die Waren aus ökologischer Erzeugung anbieten.

Ein Fließbandprodukt moderner Chemie: Güteklasse Extra

Die im Vorhergehenden beschriebene Qualitätsbewertung von Lebensmitteln ist nicht zu verwechseln mit den in Deutschland üblichen Güte- oder Handelsklassen, durch die der Kaufmann die Güte von landwirtschaftlichen Erzeugnissen dem Käufer anzeigen muss. Die vom Gesetzgeber vorgeschriebenen Handelsklassen bewerten die Güte einer Ware ausschließlich nach äußeren Merkmalen wie Größe und Aussehen. Was bedeutet, dass ein gewachster, bestrahlter und mit Chemikalien aller Art voll gepumpter, aber makelloser, wie aus dem Bilderbuch aussehender Apfel, als Güteklasse Extra verkauft wird, obwohl er nicht einmal wie ein richtiger Apfel schmeckt und den Körper mit allerlei Schadstoffen belasten kann. Der unansehnliche, kleine, dafür aber unbelastete, aromatische und saftige Apfel aus ökologischem Anbau wird hingegen in eine niedere Handelsklasse eingestuft. Beim Einkauf von Frischware sollte man sich also auf seinen Geruchs- und Geschmackssinn verlassen, denn hier trügt oft der sichtbare Schein, oder man sollte gleich auf Bioware zurückgreifen. Schließlich essen wir nicht nur mit den Augen. Was man ökologisch angebauten Produkten oft vorwirft, das wenig ansprechende Aussehen nämlich, ist in unserer Zeit, in der die Chemie beim Anbau eine immer größere Rolle spielt, oft ein Zeichen für Qualität. Beim übergroßen, makellos aussehenden und blank polierten Obst und Gemüse der Güteklasse Extra beispielsweise, können Sie fast Gift darauf nehmen, dass die chemische Industrie kräftig mitgemischt hat, denn solche Prachtexemplare in Serie gedeihen nur selten in Gottes freier Natur. Sie sehen zwar zum Anbeißen aus, beim Reinbeißen aber kommt die herbe Enttäuschung: Knallrote, pralle und kugelrunde Tomaten schmecken wie gefärbte Zellulose, auf Hochglanz polierte, knackige Äpfel wecken nicht einmal ferne Erinnerungen an das Aroma eines baumgereiften Apfels. Aber nicht nur die Geschmacksnerven protestieren, irgendwann wird sich der gesamte Organismus für die ständige Zufuhr von Giftstoffen rächen. Auf diese Weise geht es nicht nur mit der Qualität unserer täglichen Ernährung, sondern auch mit unserer Gesundheit, und damit unserer Lebensqualität, rapide bergab. Völlig chemiefreie Lebensmittel wird man in unserer Zeit der allumfassenden Umweltverschmutzung leider nicht mehr finden, doch man sollte auf den Kauf chemischer Fließbandware verzichten, auch wenn sie unter dem Gütezeichen der Handelsklasse Extra angepriesen wird.

Die Gentechnologie macht die Produkte der Nahrungsmittelindustrie noch undurchschaubarer. Gentechnisch manipulierte Lebensmittel können beispielsweise längere Transport- und Lagerzeiten äußerlich unbeschadet überstehen, dabei aber unbemerkt Vitalstoffverluste bis hin zum Verderb erleiden. Übergroße Kartoffeln, frostsichere Erdbeeren, niemals weich werdende Tomaten – solche Wunderdinge aus den Genlabors machen auf den ersten Blick alte Verbraucherträume wahr, bringen aber eine Reihe unkalkulierbarer Risiken mit einer irreparablen Gefährdung der Umwelt und des Menschen mit sich. Die weltweiten Proteste, unter anderem von namhaften Wissenschaftlern, gegen genmanipulierte Nahrung können Sie zu Ihrem eigenen Wohl unterstützen, indem Sie konsequent alle Nahrungsmittel meiden, die genmanipulierte Zutaten enthalten. Gegen die geplanten strikten Kennzeichnungsvorschriften der EU stemmen sich vor allem die starken Agrarlobbyverbände aus den USA.

Bevorzugen Sie ökologische Produkte!

Wer beschließt, beim Einkaufen konsequent auf Qualität zu achten, wird rasch feststellen, dass dies, aller Dichte von Läden, Supermärkten und Großmärkten zum Trotz, nicht immer einfach ist. Regalweise denaturierte Industrienahrung, in Plastik geschweißtes Obst und Gemüse der schon beschriebenen Handelsklasse Extra und die schreiend bunte Vielfalt aller nur denkbaren Zuckerbomben locken die Käufer, halten aber nur in seltenen Fällen den vier genannten Qualitätskriterien stand. Bei Nahrungsmitteln, die nach dem Motto „schnell, billig, geschmacksneutral“ produziert werden, hat echte Qualität eben keine Chance.

Wer auf die vier genannten Qualitätskriterien achtet, wird rasch feststellen, dass er im Naturkosthandel am meisten fündig wird. Zuckerlose Leckereien mit natürlicher, fruchtiger Süße, zuckerloses Vollkorngebäck, Obst und Gemüse aus ökologischem Anbau, zuckerlose Müslis, alle Sorten von Getreide, Vollkornbrote, unraffinierte Öle, hochwertige Säfte, Eier und Fleischwaren aus artgerechter Tierhaltung und eine steigende Vielfalt von nach strengen Qualitätsnormen hergestellten fertigen Speisen wie Pasten, Soßen, Brotaufstriche und anderes. Auch eine Reihe von gesunden Produkten, die im konventionellen Handel so gut wie unbekannt sind, den Speiseplan aber aufwerten und erweitern können, finden sich im Naturkosthandel, zum Beispiel Miso, Tofu, Algen und vieles mehr. „Naturkost" steht in diesem Zusammenhang als Oberbegriff für Lebensmittel von bestmöglicher Qualität und aus nach klar definierten Maßstäben kontrollierter Erzeugung und Weiterverarbeitung. Vollwertigkeit, Naturbelassenheit, geringstmögliche Schadstoffbelastung, artgerechte Tierhaltung, Umweltfreundlichkeit und soziale Verträglichkeit sind die Grundprinzipien, nach denen Naturkost erzeugt und verarbeitet wird.

Naturkost gibt es nicht nur im Naturkostladen. Viele Biobauern bieten ihre Waren im Direktverkauf ab Hof an oder betreiben Stände an lokalen Wochenmärkten oder gar eigene Läden in nahen Städten. Auch Supermärkte und Feinkostgeschäfte haben „Bio-Ecken" eingerichtet, um von der steigenden Nachfrage nach gesunden Lebensmitteln zu profitieren. Und natürlich bieten die Reformhäuser, die 1987 ihr hundertjähriges Jubiläum feiern konnten und als Vorgänger der Naturkostläden bezeichnet werden können, ein breites Warenspektrum an. Bei den „Bio-Ecken" des konventionellen Handels und bei Reformhäusern ist allerdings Vorsicht geboten – ein Teil des Angebots erfüllt die genannten Qualitätskriterien, ein anderer Teil oft aber nicht. Außerdem liegen in den Regalen viele „Kompromissartikel", weil die Kunden eben gewohnheitsmäßig danach verlangen. In vielen Reformhausprodukten zum Beispiel wird Saccharose einfach durch Fruchtzucker ersetzt. Auch in den „Bio-Ecken" der Supermärkte finden sich immer wieder mit isolierten Zuckern gesüßte Waren. Der „Braune Zucker" ist ebenfalls ein solcher „Kompromissartikel", der sogar in Naturkostläden verkauft wird. Trauriger Höhepunkt bei den „Kompromissartikeln" sind Zigaretten aus Bio-Tabak. Ein solches Angebot hat schon Satirecharakter.

Die EU hat übrigens den Schwindel mit dem Wort „Bio", das lange Jahre ungeschützt benutzt werden konnte, durch eine Verordnung eingedämmt. Nur kontrolliert biologisch erzeugte Produkte dürfen die jetzt gesetzlich geschützte Bezeichnung „ökologisch" tragen. Achten Sie darauf, wenn Sie „Bio-Ware" einkaufen, oder besser noch, achten Sie auf die Siegel der großen ökologischen Kontrollverbände wie „Demeter", „Bioland", „Naturland" und andere, deren Qualitätsmaßstäbe teilweise weit strenger sind als die Mindestnormen der EU oder neuere staatliche Biosiegel.

Natürlich ist Naturkost auf den ersten Blick teilweise erheblich teurer als vergleichbare konventionelle Ware. Bei manchen Verbrauchern stößt das auf Unverständnis. Dabei ist es auf vielen anderen Gebieten doch völlig selbstverständlich, dass Qualität ihren Preis hat. Niemand wundert sich beispielsweise, warum ein Designeranzug aus besten Materialien teurer ist als ein Anzug aus dem Billig-Kaufhaus. Warum sollte das bei Nahrungsmitteln anders sein? Ein Ei von artgerecht gehaltenen, frei laufenden Hühnern, die mit hochwertigem Biogetreide, frei von Gen-Soja, gefüttert werden, ist zwangsläufig teurer als ein Ei aus der tierquälerischen Legebatterie, in der die Hühner auf engstem Raum zusammengepfercht und mit minderwertigem Futter und diversen Tiermedikamenten voll gepumpt werden. Das gleiche Prinzip gilt auch für Fleisch, Milch, Gemüse und alle anderen Lebensmittel. Es ist klar, dass der im Lebensmittelhandel tobende Kampf um den immer noch billigeren Preis industrielle Massenerzeugung fördert und so auf Kosten von Qualität, Umwelt und nicht zuletzt der Gesundheit des Verbrauchers geht. Doch Lebensqualität, Gesundheit und Wohlbefinden sollten nicht eine Sache des Preises sein. Durch Ihr bewusstes Einkaufsverhalten und das Bevorzugen von ökologischen Produkten tragen Sie auch dazu bei, die Alternativen zur industriellen, qualitätslosen Produktion von Nahrungsmitteln zu fördern.

Zusammenfassung Schritt vier:

- Lassen Sie sich Zeit beim Einkaufen.
- Kaufen Sie nicht nur mit den Augen, sondern mit dem Verstand. Studieren Sie die Zutatenlisten. Lassen Sie sich nicht von billigen Sonderangeboten oder den ausgeschriebenen Handelsklassen blenden. Bleiben Sie Ihren Qualitätsmaßstäben treu.
- Erschließen Sie neue Einkaufsquellen, zum Beispiel Naturkosthäuser, Biostände auf dem Wochenmarkt oder Biobauern, die direkt ab Hof verkaufen. Auch im konventionellen Handel oder in Reformhäusern finden sich qualitativ

hochwertige Biowaren, manchmal allerdings in einem Umfeld, das den Qualitätskriterien nicht ganz gerecht wird. Der Blick auf die Zutatenliste schafft im Zweifelsfall immer Klarheit. Vorsicht vor „Kompromissprodukten", die sich oft im gesunden Warensortiment verstecken.

- Für viele der Nahrungsmittel, die Sie im Rahmen des Anti-Zucker-Programms von Ihrem Speiseplan gestrichen haben, gibt es gesunde Alternativen. Auch für Produkte, die Sie in die Kategorie „ohne sie macht das Leben keinen Spaß" abgelegt haben, gibt es nicht selten gesunden vollwertigen Ersatz.

Schritt fünf:
Experiment: Gesund leben

Schritt fünf ist ein Experimentierstadium. Wir probieren neue Lebensmittel, die wir im Naturkostladen oder Reformhaus gefunden haben, versuchen neue Rezepte und finden einen individuellen Weg, die neue, vollwertige Ernährungsweise problemlos in unseren Alltag zu integrieren. Längst geht es nicht mehr allein um das Vermeiden von Fabrikzucker, sondern um eine ganzheitlich gesunde Ernährungsweise. Nur auf Zucker zu verzichten und alle anderen schlechten Ernährungsgewohnheiten unverändert weiterzuführen, wäre nur ein ungenügender Zwischenschritt. Der Qualitätsstandard, den wir in Schritt vier gesetzt haben, zeigt Wirkung. Immer mehr der denaturierten Nahrungsmittel verschwinden aus unserer Küche und werden durch frische, vitalstoffreiche, vollwertige Nahrung ersetzt. Die Umstellung ist leichter als wir gedacht haben, denn die qualitativ hochwertigen Lebensmittel schmecken nicht nur hervorragend, sondern geben ein ganz anderes Lebensgefühl. Sie sättigen nachhaltig, das heißt, wir haben nicht schon nach kurzer Zeit wieder Hunger auf eine Zwischenmahlzeit. Sie geben uns Lebenskraft, das unnatürliche Verlangen nach „süßer und leerer Energie“ lässt von selbst nach. Wir fühlen uns besser, denn wir haben die leeren Kalorien durch vollwertige ersetzt.

Auch der ängstliche Blick auf die Waage erübrigt sich für viele, denn der Appetit reguliert sich auf natürliche Weise – wir essen nur mehr so viel wie der Körper wirklich braucht, weil er in der vollwertigen Nahrung auch findet, was er zum Leben nötig hat und nicht aus einem Mangel heraus ständig Hungergefühle signalisiert. Indem wir Zucker und Produkte mit hohem glykämischen Index meiden, entgehen wir der „Dickmacher-Falle“, weil wir dem Organismus den Zugriff auf die natürliche Fettverbrennung erlauben und uns dem ständigen Auf und Ab des „Sugar Blues“ einer kurzfristigen Kohlenhydratverbrennung entziehen. Und manche kleinen Übel des Alltags, wie zum Beispiel Stuhlverstopfung, verschwinden ganz von selbst, denn mit der vollwertigen Nahrung bekommt der Körper genügend Faser- und Vitalstoffe für einen problemlosen Stoffwechsel.

Zwar macht die gesunde Küche ein wenig mehr Arbeit, denn sie verzichtet weit gehend auf die bequemen und Zeit sparenden Fertigprodukte, der Mehraufwand aber macht sich bezahlt – für Gaumen und Gesundheit.

Sieben Feinde gesunder Ernährung

Gesunde Ernährung kommt ohne Sektierertum, Fanatismus und erhobenen Zeigefinger aus. Wenn wir auf die Hauptfeinde der Gesundheit und einige grundlegende Fakten Acht geben, stellen wir unsere Ernährung auf eine solide Basis. Gesunde Ernährung ist eine völlig individuelle Angelegenheit, die vor allem auf Bewusstheit über die Dinge, die wir täglich essen, aufbaut. Daher wird in diesem Buch auf Diätpläne, Rezepte, starre Regeln und Verbote und Ähnliches verzichtet, da solche Vorschriften nicht selten individuelle Bedürfnisse außer Acht lassen oder einseitig auf einen bestimmten Aspekt der Ernährung ausgerichtet sind und den ganzheitlichen, umfassenden Ansatz völlig ignorieren. Dies ist zum Beispiel bei vielen aus den USA stammenden Ernährungsbüchern und „Wunderdiäten" der Fall. Wenn Sie tiefer in die Vollwertküche einsteigen wollen, empfiehlt sich allerdings die Anschaffung eines entsprechenden Kochbuches.

Die folgende Beschreibung der sieben Hauptfeinde gesunder Ernährung soll die Bewusstheit über unsere Ernährungsgewohnheiten vertiefen. Wie Sie persönlich mit diesen sieben negativen Ernährungsfaktoren umgehen, ob Sie sie ganz aus Ihrem Leben verbannen oder nur auf ein Maß reduzieren wollen, das Ihnen vernünftig scheint, bleibt allein Ihnen überlassen.

1. Fabrikzucker

Er ist der Star in diesem Horrorkabinett. Aus diesem Grund haben wir ihm dieses Buch gewidmet. Viele der bereits besprochenen gesundheitlichen Konsequenzen, die aus überhöhtem Zuckergenuss erwachsen, werden zum Teil von den sechs anderen Negativfaktoren mitverursacht oder verstärkt. Aus diesem Grund wollen wir auch sie näher unter die Lupe nehmen.

2. Auszugsmehle

Das lebende, keimfähige Getreidekorn ist eines unserer wichtigsten Lebensmittel, denn es ist unübertroffen in seiner ausgewogenen Ganzheit und Vollwertigkeit. Jahrtausendelang ernährte sich die Menschheit hauptsächlich von den regional verschiedenen Getreidesorten, von Weizen, Roggen, Hafer, Gerste, Mais, Reis und anderen. Das reife Getreidekorn enthält eine Vielzahl der für den Menschen lebensnotwendigen Stoffe: Vitamine, Mineralien, Spurenelemente, Kohlenhydrate, Eiweiß, wertvolle Fette, Fermente, und zwar in einer ausgewogenen und natürlichen Gesamtheit. Diese hochwertigen Stoffe sind auf die verschiedenen vitaminreichen Schichten des Getreidekorns verteilt, auf den Getreidekeim, die Schalen (Fruchtschale und Samenschale) und auf das Innere, den Mehlkörper. Wie kommt es nun, dass ausgerechnet unser täglich Brot ein Symbol für die moderne Mangelernährung wurde?

Vor etwa hundert Jahren begann man, mittels neuer technischer Verfahren, Getreidekeim und Schalen vom Mehlkörper zu lösen und nur das Innere des Getreidekorns zu Mehl zu mahlen. Der Rest, Kleie genannt, dient seither als Viehfutter oder als teure „Nahrungsergänzung“ für Gesundheitsbewusste. Das so gewonnene weiße oder graue Mehl, oder auch Auszugsmehl, hat einen entscheidenden Vorteil: Es ist leicht zu lagern, weder Getreideschädlinge noch Mäuse werden ihm gefährlich, es wird nicht ranzig und ist bei sachgemäßer Lagerung nahezu unbegrenzt haltbar. Warum? Weil nahezu alle lebenden (also verderblichen) Substanzen daraus entfernt wurden. In anderen Worten: Mäuse oder Getreidekäfer können sich von Auszugsmehl nicht ernähren, deshalb meiden sie es. Dem Menschen aber soll dieses denaturierte Industrieprodukt als tägliche Nahrung dienen.

Wie Fabrikzucker ist auch Fabrikmehl eine isolierte, weiße Substanz, die dem Körper keine Vitalstoffe liefert, sondern ihm beim Stoffwechselprozess sogar wesentliche Vitalstoffe entzieht. Vor allem Vitamin B_1, unentbehrlich für einen normal funktionierenden Stoffwechsel, wird dem Körper von Auszugsmehl geraubt. Außerdem weist es einen hohen glykämischen Index auf und zählt somit zu den „Dickmachern“.

Stellen Sie sich vor, wie unüberschaubar die Palette der Produkte aus Fabrikmehl ist – Brötchen, Weißbrot, Kuchen, Torten und so weiter – und wie oft Weißmehl in Verbindung mit Zucker vorkommt.

Es ist nicht verwunderlich, dass Vitalstoffmangel die Hauptursache für die vielen Zivilisationskrankheiten in allen industrialisierten Ländern der Erde ist. Ganze Volksseuchen, zum Beispiel Beriberi, entstanden aus diesem Mangel und verschwanden wieder, wenn man zur ursprünglichen Vollkornernährung zurückging. Der Siegeszug der Auszugsmehle ist nicht zuletzt darauf zurückzuführen, dass das „feine" Weißbrot lange Zeit als Privileg der Reichen galt, das „grobe" Vollkornbrot hingegen als Brot der Armen. Außerdem vertrat die Ernährungswissenschaft bis in unsere Zeit die Kalorien-Gleichmacherei, nach der minderwertiges Auszugsmehl gleichgestellt wird mit Vollkornmehl, weil es annähernd die gleiche Kalorienmenge liefert.

Übrigens sind Auszugsmehle nicht immer weiß. Roggen-Auszugsmehl beispielsweise hat eine graue Färbung. Viele der so genannten Grau- und Schwarzbrote sind nur mit Auszugsmehlen gebacken und erhalten ihre „gesunde" Farbe lediglich durch einen bestimmten Backvorgang oder durch Zusätze von Roggenauszugsmehl. Sie sind genauso wertlos wie Weißbrot. Die Farbe ist also kein Maßstab für den Wert des Brotes, es zählt allein die Kraft des vollen Korns.

Der amerikanische Arzt Dr. Ruben bemerkte angesichts des Toastbrotes auf dem Frühstückstisch eines Bauern und der Weizenkleie im Futtertrog der Schweine vor dem Haus, dass die Schweine des Bauern besser ernährt würden als seine Kinder.

3. Salz

Wem ist es nicht schon passiert, dass er versehentlich den Kaffee gesalzen oder das Frühstücksei gezuckert hat, weil Salz und Zucker in ähnlichen Gefäßen auf dem Tisch standen? In der Tat kann man die beiden weißen Substanzen mit dem Auge kaum unterscheiden. Im Geschmack stellen sie Gegenpole dar, bei einem Zuviel davon kommen sie sich in ihrer Gesundheitsschädlichkeit ähnlich nahe wie in ihrem Aussehen.

Kochsalz, ein seit Jahrtausenden geschätztes Gewürz, war einst ebenso teuer und kostbar wie Zucker. Kriege wurden um seinetwillen ausgefochten und der Handel mit dem „weißen Gold" wurde frühzeitig zu einem Machtfaktor und einer Quelle des Reichtums.

Kochsalz (chemischer Name NaCl – Natriumchlorid) wird aus dem Meer oder aus Steinsalz gewonnen. Der Mensch benötigt zwei bis drei Gramm täglich, die der Körper aus normalen, ungesalzenen

Lebensmitteln beziehen kann. Große Mengen aber wirken giftig. Der Siegeszug von Salz in den Küchen der Industrienationen gleicht dem des Zuckers: Durch moderne Großherstellung sank der Salzpreis auf ein Minimum, der Verbrauch aber stieg durch die zunehmende Verwendung von Salz in allen nur denkbaren vorgefertigten Nahrungsmitteln.

15 bis 20 Gramm, manchmal sogar 25 bis 30 Gramm, nimmt der Mensch mit seiner Zivilisationskost täglich auf, 10- bis 15-mal so viel, wie sein Organismus benötigt. Ähnlich wie der Zucker gelangt das Kochsalz aus unzähligen versteckten Quellen in unseren Organismus. Im Brot, im Käse, in der Wurst, in den zahllosen Konserven und Fertiggerichten, in Keksen und Gebäck, ja sogar im Mineralwasser mit viel Natriumgehalt findet sich dieses beliebte Geschmacksmittel, mit dem man sich ganz gehörig die Gesundheit versalzen kann. Wie Zucker wird Salz in vielen Lebensmitteln zum Zwecke der Konservierung verwendet, was oft zu einem enorm hohen „versteckten" Salzgehalt führt.

Dass ein Zuviel an Salz der Gesundheit abträglich ist, wussten die alten Chinesen schon vor 4500 Jahren. Der überhöhte Kochsalzkonsum des modernen Menschen führt zur schleichenden Salzvergiftung und somit zu einer Reihe von Zivilisationskrankheiten. Bluthochdruck (Hypertonie) zum Beispiel, wurde zur Volkskrankheit und rangiert in der Statistik mit den Folgekrankheiten Herzinfarkt, Schlaganfall und Nierenversagen, noch vor Krebs an erster Stelle der Todesursachen. Dass Bluthochdruck durchaus abhängig ist vom Salzkonsum beweist allein die Tatsache, dass in Ländern mit höherer Kochsalzaufnahme die Zahl der Hypertoniker entsprechend hoch ist. Japan zum Beispiel, das mit einer durchschnittlichen täglichen Menge von ungefähr 40 Gramm den Salz-Weltrekord hält, verzeichnet dementsprechend die höchste Hypertonikerrate der Welt, ebenso die höchste Rate an Magen- und Darmkrebs.

Ein Leben ohne Salz ist für uns nicht mehr vorstellbar. Die weißen Geschwister Zucker und Salz sind die hauptsächlichen Geschmacksmittel unserer Zeit geworden und werden bis zum Exzess dazu verwendet, den natürlichen Eigengeschmack unserer Lebens- und Nahrungsmittel zu überdecken. Das Verlangen nach stark salzreicher Kost ist jedoch eine ebenso anerzogene Gewohnheit wie die Gier nach Übersüßem. Jede Gewohnheit aber kann man sich auch wieder abgewöhnen. Sie werden erstaunt sein, welchen Reichtum an feinen

Geschmacksnuancen Sie durch eine Einschränkung von Salz (und Zucker) wieder entdecken werden.

Der einzige Ratschlag, dem Problem Salz zu begegnen, lautet, den Salzkonsum einzuschränken. Im Praktischen kann dies so aussehen:

- Salz ist nicht gleich Salz. Wir sprechen hier nicht von einer lebenswichtigen Mischung von Salzen oder Mineralstoffen, sondern von der isolierten Substanz Kochsalz oder Natriumchlorid, die im Volksmund als Salz bezeichnet wird.
- Würzen Sie mit Kräutern und Gewürzen statt mit Kochsalz. In den Zeiten, in denen Salz und Zucker kostbare Raritäten waren, wusste man durchaus wohl schmeckend zu kochen. Das Unterstreichen des typischen Eigengeschmacks einer Speise durch die richtige Kombination von Kräutern und Gewürzen ist eine Kunst, an der man den erstklassigen Koch erkennt. Eine wirklich feine Küche verwendet nur wenig Kochsalz.
- In Frischkost ist eine große Zahl natürlicher Aromastoffe enthalten, die durch Kochen verloren gehen. Rohkost schmeckt deshalb auch ohne oder mit nur wenig Salz.
- Vermeiden Sie salzreiche Nahrungsmittel, wie bestimmte Wurst-, Fleisch-, Fisch-, Brot- und Käsesorten. (Manche Wurstsorten enthalten bis zu 8 Prozent Kochsalz, das sind bis zu zwei Teelöffel pro 100 Gramm Wurst!) Und vermeiden Sie Fertignahrung oder die übliche Kantinen- und Gaststättenkost.
- Verwenden Sie Vollmeersalz oder Vollsteinsalz, das im Gegensatz zum handelsüblichen Kochsalz noch eine Reihe wertvoller Mineralstoffe enthält. Aber verwenden Sie auch Vollsalz nur sehr sparsam.
- Achtung: Sojasoße hat einen Salzgehalt von 15 bis 20 Prozent. Schon ein Esslöffel dieser beliebten asiatischen Würzsoße enthält etwa 3 Gramm Salz.

4. Fabrikfette

Fett gehört zu den lebensnotwendigen Grundbausteinen unserer Nahrung. Doch nicht in der Menge, in der wir es heutzutage zu uns nehmen (durchschnittlich 117 Gramm täglich), und nicht in der Qualität, wie es uns die Nahrungsmittelindustrie durch unzählige, oft versteckte Quellen zumutet. Die in der üblichen Zivilisationskost reichlich enthaltenen Fette sind meist solche, die der Körper nicht braucht, die ihn belasten und die zu überflüssigen Pfunden führen. Das Hauptkriterium, um die Qualität eines Fettes festzustellen, ist Folgendes: „Lebt“ das Fett, enthält es die für unsere Gesundheit unentbehrlichen ungesättigten und hochungesättigten Fettsäuren und fettlöslichen Vitamine? Oder ist es „tot“, besteht es also hauptsächlich aus gesättigten Fettsäuren? Qualitativ hochwertige „lebendige“ Fette sind die kaltgepressten, naturbelassenen Pflanzenöle. Tierische Fette bestehen überwiegend aus gesättigten Fettsäuren – manche Wurstarten enthalten bis zu 70 Prozent gesättigte Fette.

In vielen Schlankheitsdiäten wird geradezu eine „Fett-Hysterie“ geschürt, weil Fett von allen Grundbausteinen der Nahrung den höchsten Kalorienwert aufweist. Zwar ist es notwendig, den Fettkonsum insgesamt zu verringern, ebenso wichtig ist es aber, dass mindestens ein Drittel des Fettes, das wir zu uns nehmen, aus „lebenden“ Fetten von hoher Qualität besteht. Eine völlig fettfreie Diät wäre gesundheitsschädlich, denn die hochwertigen Fette enthalten essenzielle Fettsäuren und fettlösliche Vitamine, Vitalstoffe also, die der Körper unbedingt braucht. Ein typischer Ernährungsfehler ist beispielsweise, gesunde und wichtige Nahrungsmittel wie Nüsse oder Avocados wegen ihres hohen Fettgehalts zu meiden. Die darin enthaltenen Fette sind wegen ihrer Zusammensetzung und der begleitenden Wirkstoffe von vitaler Bedeutung. Versteckte gesättigte Fette in vielen Milcherzeugnissen und Wurstwaren hingegen sollte man meiden.

Fabrikfette haben mit ihrem natürlichen Ursprung so wenig zu tun wie der weiße Zucker mit dem Zuckerrohr – sie werden nach ihrer zwar nicht schonenden, dafür aber wirtschaftlichen Gewinnung von der Industrie „veredelt“, das heißt entsäuert, vakuumdestilliert, laugenraffiniert, gebleicht, desodoriert, blankfiltriert, geschönt und gehärtet sowie mit Geschmacksstoffen, Emulgatoren und Antispritzmitteln versetzt. Wir nehmen sie zu uns als Bratfett, Bratöl, Margarine, Salatöl und im „unsichtbaren“ Zustand in unzähligen Produkten der modernen Nahrungsmittelindustrie – von der Praline bis zur Fleischkonserve.

Aushängeschild der Fettindustrie ist noch immer die Margarine, ein im vorletzten Jahrhundert zum Zwecke der Versorgung von Armee und „einfachem Volk“ erfundenes Kunstfett, das mittlerweile in vielen Ländern die erste Stelle unter den Nahrungsfetten einnimmt. Das „Mager-Image“ der Margarine hat sich dank mancher Fehlinformation rasch verbessert. Seit 1949 isst der Durchschnittsdeutsche mehr Margarine als Butter. Viele Leute sind noch heute der

Meinung, das gelb gefärbte Kunstfett sei gesünder als Butter, weil es angeblich vorwiegend pflanzliche Fette und die wichtigen ungesättigten Fettsäuren enthält und außerdem weniger Cholesterin. Zahlreiche Tests haben diesen Mythos entlarvt. Ebenso wie die weißen Plattenfette, zum Beispiel „Palmin", sind die meisten Margarinesorten nicht für eine gesunde Küche zu empfehlen. Sie werden aus umgeesterten Rinderfetten hergestellt und enthalten zudem unerwünschte, so genannte trans-Fettsäuren.

Butter ist als reines Naturprodukt der Margarine auf jeden Fall vorzuziehen. Naturbelassene, kaltgepresste Pflanzenöle (Olivenöl, Sonnenblumenöl, Distelöl etc.) sind reine Naturprodukte mit einem hohen Anteil an lebenswichtigen Vitalstoffen und nehmen in der gesunden Küche einen wichtigen Platz ein. Mit Ausnahme von Olivenöl sollte man Öle und Fette nicht stark erhitzen. Gute Naturöle verwendet man am besten kalt in Salat und Rohkost.

5. Schweinefleisch

„Ein Grund, Feste zu feiern: Schweinefleisch", jubelt die Werbung, und: „Fleisch ist ein Stück Lebenskraft". Doch angesichts des blassen, weichen und wässrigen, mit Medikamenten und Fremdstoffen voll gepumpten Schweinefleisches, wie es heutzutage an der Tagesordnung ist, verfliegt die Lust am Feiern rasch. Dass Fleisch keine lebensnotwendige Nahrung ist und ein Zuviel davon den Körper belasten kann, hat sich nach einer Reihe von Skandalen – von Hormonkälbern über BSE bis hin zur Schweinepest – in den letzten Jahren auch außerhalb von Vegetarierkreisen herumgesprochen; die Schädlichkeit von Schweinefleisch, der mit Abstand beliebtesten Fleischsorte in Deutschland, muss jedoch besonders hervorgehoben werden. Die Schweinefleischerzeugung hat inzwischen einen Umfang von über 2,8 Millionen Tonnen erreicht. Über 40 Kilo Schweinefleisch nimmt der deutsche Durchschnittsverbraucher jährlich zu sich.

Viele jüdische und muslimische Speisegebote haben einen ganz praktischen Hintergrund: Schweinefleisch ist „unrein" und kann gesundheitsschädlich sein, und zwar nicht nur wegen seines möglichen Trichinengehalts. Eine ganze Reihe von Gift- und Belastungsstoffen macht Schweinefleisch zu dem mit Abstand minderwertigsten Fleisch und bei hohem Konsum zu einer wesentlichen Gefahr für unsere Gesundheit.

Selbst mageres Schweinefleisch ist enorm fetthaltig. In allen anderen Fleischsorten wird das Fett im Bindegewebe als gesonderte Fettschicht abgelagert, beim Schweinefleisch befinden sich im Bindegewebe zusätzlich noch große Mengen an einzelnen Fettzellen. Die Folgen für den Liebhaber von Schweinefleisch: Neigung zu Fettsucht und wegen des hohen Cholesterinanteils zu gestörtem Stoffwechsel.

Laut dem Arzt und Toxikologen Dr. Reckeweg, dessen Forschungen sich ausführlich mit Schweinefleisch beschäftigten, enthält das Fleisch der rosa Quieker eine schwefelreiche Bindegewebssubstanz mit schleimigem Charakter, die zusammen mit dem Fett eine schleimige Aufquellung des menschlichen Bindegewebes bewirkt und sich in Sehnen, Bändern und Knorpeln absetzt, was letztendlich zu rheumatischen Beschwerden führen kann. Wegen dieser Substanz ist Schweinefleisch zur Herstellung einer streichfähigen Wurst unentbehrlich.

Weit verbreitet ist die Schweinepest, die immer wieder zu Notschlachtungen führt. Das Virus selbst ist für den Menschen ungefährlich, nicht aber dessen Stoffwechselprodukte, die mit dem Fleisch verarbeitet und aufgenommen werden. In den Schweinelungen verbringt außerdem das Grippevirus bevorzugt seinen Sommer – und wird natürlich in der Wurst mitverarbeitet.

Diese Gifte sind im Fleisch „normaler“ Schweine enthalten, die moderne Schweinezucht und Massentierhaltung, in der immer mehr Fleisch zu immer billigeren Preisen erzeugt wird, fügt noch eine Menge anderer hinzu: Hormone als chemische Wachstumsförderer, damit die Schweine möglichst schnell Gewinn bringendes Gewicht ansetzen, prophylaktisch eingesetzte Antibiotika und Sulfonamide, damit die auf engstem Raum zusammengedrängten Mastschweine, die außerordentlich anfällig für Krankheitserreger aller Art sind, ihr ungefähr sechs Monate währendes Martyrium bis zur Schlachtbank durchhalten – früher wuchs ein Schwein mehrere Jahre heran, bevor es schlachtreif war –, Beta-Blocker (Herzmedikamente, die bei den äußerst sensiblen Schweinen gegen Stress und Herzinfarkt vorbeugen sollen), Beruhigungsmittel, damit die überzüchteten und chronisch kranken Fleischberge die Aufregungen beim Transport zum Schlachthof und zur Schlachtbank überleben. Die mit raschen Profiten rechnenden Tiermäster kümmern sich kaum um artgerechte Tierhaltung, kaum um Qualität des Fleisches – und kaum um bestehende Gesetze. Auf dem Schwarzmarkt werden jährlich über 300 Millionen Euro für verbotene Pharmastoffe umgesetzt und die völlig überforderten Fleischbeschauer in den Schlachthöfen drücken beide Augen zu. Das Ergebnis: Minderwertiges Fleisch von kranken Tieren mit einer Menge von Arzneimittelrückständen auf dem Esstisch. Minderwertiges Schweinefleisch aus Massentierhaltung hat in Fachkreisen sogar einen eigenen Namen: PSE-Fleisch – ein Kürzel für *pale, soft, exudative* (blass, weich, wässrig). Es ist, im Vergleich zu anderem Schweinfleisch, mager, schwammig, weist eine feuchtglatte Oberfläche und einen starken Saftaustritt beim Anschnitt aus, schrumpft in der Pfanne nicht selten auf die Hälfte des Volumens zusammen und wird dabei zäh und trocken. Eine zweite minderwertige Variante ist das DFD-Fleisch – *dark, firm, dry* (dunkel, fest, trocken). Ein großer Teil des im konventionellen Handel erhältlichen Schweinefleisches kann diesen beiden Kategorien zugeordnet werden.

Um das Wohlergehen von Zoo- und Zirkustieren scheint man sich mehr Sorgen zu machen als um die Gesundheit der Bevölkerung. Schweinefleisch darf den kostbaren Bewohnern der Raubtierhäuser nämlich unter keinen Umständen verfüttert werden – aus gesundheitlichen Gründen.

Die zahlreichen Skandale der letzten Jahre haben gezeigt, dass auch andere Fleischsorten (inklusive Geflügel), die in Massentierhaltung erzeugt werden, kaum mehr zu empfehlen sind. In der Vollwertküche spielt Fleisch ohnehin keine große Rolle und viele gesundheitsbewusste Zeitgenossen sind im Zuge ihrer Beschäftigung mit besserer Ernährung fast von selbst Vegetarier oder Fast-Vegetarier geworden. Wenn man auf Fleisch und Geflügel nicht ganz verzichten will, sollte man ausschließlich in Bio-Metzgereien einkaufen, in denen neben der artgerechten und gesunden Aufzucht der Tiere auch auf chemiefreie und qualitativ hochwertige Weiterverarbeitung zu Wurst und anderen Fleischprodukten geachtet wird.

6. Gifte

Gift im Essen ist eines der Schlagwörter unserer Zeit. Verschmutzung von Luft und Gewässern, erhöhte Radioaktivität, Schwermetalle, Kunstdünger, tonnenweise verspritzte Unkraut- und Schädlingsbekämpfungsmittel, Hormone und Arzneimittel in der Viehhaltung, künstliche Konservierungsstoffe, Farbstoffe, Aromastoffe und vieles mehr – die traurigen Errungenschaften des technischen Fortschritts kommen täglich in Speisen und Getränken auf ihre Verursacher und Schöpfer, die Menschen, zurück. Fachleuten zufolge enthält unsere Nahrung bis zu 3500 verschiedene chemische Rückstände und die Luft in Ballungsgebieten etwa 1000 Fremdstoffe unterschiedlicher Art. Der Preis, den wir für die Vergiftung unserer Umwelt und unserer Nahrung bezahlen müssen, ist hoch: Wir bezahlen mit unserer Gesundheit.

Die sinkende Qualität unserer Nahrung durch Denaturierung geht Hand in Hand mit einer steigenden Vergiftung – ein Teufelskreis, der den Menschen als großen Verlierer zurücklässt. Dazu kommen die Gifte, die sich der Mensch bewusst zuführt: Alkohol, Zigaretten und andere Genussmittel.

Völlig chemiefreie Lebensmittel sind heutzutage nicht mehr zu finden. Doch durch bewusstes Auswählen von weniger belasteten Lebensmitteln kann jeder die Giftzufuhr zu seinem Körper bremsen und durch dieses individuelle Kaufverhalten seinen kleinen Beitrag dazu leisten, dass sich die reibungslos eingefahrenen Mechanismen der Nahrungsmittelindustrie allmählich verändern. Denn hergestellt wird nur, was auch gekauft wird. Der rasch wachsende „Öko-Trend" hat auch die großen Nahrungsmittelkonzerne aufhorchen lassen und einiges von dem, was es früher nur in Bio-Läden gab, ist heute schon in manchen Supermärkten zu haben.

7. Hektik und Stress

Diese beiden „Gifte" kann man zwar nicht essen und doch haben sie wesentlichen Anteil an unserer falschen Ernährung. „Zeit ist Geld" heißt das Motto unserer Epoche und selbstverständlich ist Geld wichtiger als gesundes Essen. Die sich mit unglaublicher Schnelligkeit verbreitenden Fast-Food-Restaurants, in denen man sich rasch ein paar wertlose Sattmacher einverleiben kann, sind die traurige Sackgasse unserer Esskultur. Das im Stehen hinuntergeschlungene Frühstück, die unter Zeitdruck gelöffelte Kantinenkost, das von der gestressten Hausfrau am Abend aufgetischte Fertiggericht – all dies ist ebenso Ausdruck einer durch Hektik und Stress verminderten Lebensqualität wie chronischer Zeitmangel, der Griff zu Alkohol, Zigaretten, Kummerpralinen, Aufputsch- und Beruhigungsmitteln. Hinzu kommen noch die zahllosen anderen körperlichen und psychischen Leiden des modernen Menschen.

Wirken Sie diesen Tendenzen entgegen, indem Sie sich Zeit lassen beim Essen. „Slow-Food statt Fast-Food" ist das Motto nicht nur besserer Gesundheit, sondern auch gesteigerten Genusses. Machen Sie Ihre Mahlzeiten zu Erholungspausen. Richten Sie das Essen liebevoll und kreativ an. Sorgen Sie für ein schönes und entspanntes Umfeld, einen schön gedeckten Tisch zum Beispiel. Kauen Sie gut, genießen Sie jeden einzelnen Bissen. Konzentrieren Sie sich ganz aufs Essen. Freude am Essen bedeutet, es zu genießen. Vollwertige Nahrung lässt sich nicht gedankenlos hinunterschlingen wie einen Schokoriegel oder einen Hamburger. Sie erfordert mehr Aufmerksamkeit beim Einkauf, bei der Zubereitung – und beim Essen. Nehmen Sie den Ausdruck „bewusst essen" wörtlich, essen Sie mit Bewusstsein, mit Achtsamkeit, so wie ein Feinschmecker im Drei-Sterne-Restaurant, der sich jeden Bissen auf der Zunge zergehen lässt, und Sie werden feststellen, dass sich Ihnen ganz neue Dimensionen des Schmeckens erschließen, jenseits der fetten, versalzenen und verzuckerten Einheitsnahrung, die ganz der hektischen Oberflächlichkeit unserer Zeit angepasst ist.

Bewusste, gesunde Ernährung besteht nicht nur in der Auswahl der richtigen Lebensmittel, sondern wird auch eine wachsende Bewusstheit über sich selbst und die Umwelt zur Folge haben, eine veränderte Einstellung zu der von Hektik und Stress geplagten, scheinbar sinnentleerten Welt, eine innere Haltung, die Ihnen hilft, leichter mit den vielfältigen Problemen und täglichen Anforderungen fertig zu werden. Bewusste, gesunde Ernährung ist ein wesentlicher Schritt hin zu einer gesteigerten Lebensqualität, die alle Bereiche des Menschen mit einbezieht.

Die sieben Feinde gesunder Ernährung und ihre Alternativen

Fabrikzucker	Obst und einige natürliche Süßmittel
Auszugsmehle	Vollkorn
Kochsalz	Kräuter und Gewürze
Fabrikfette	Hochwertige Pflanzenöle, Butter
Schweinefleisch	Wenig Fleisch und Geflügel, vom Biometzger
Gifte	Bewusster Einkauf, ökologische Qualität
Hektik und Stress	„Slow-Food" statt „Fast-Food"

Gesundes Essen macht Spaß

Entgegen manch hartnäckiger Meinung von eingefleischten Verfechtern der modernen Industrienahrung ist gesundes Essen alles andere als freudlose „Körnerfresserei“. Viele vegetarische und Vollwert-Restaurants und -kochbücher stellen unter Beweis, wie lecker, abwechslungsreich und verführerisch gesunde Küche sein kann. „Gesund“ in Zusammenhang mit Essen bedeutet weder Verzicht noch den erhobenen Zeigefinger des Fanatismus, sondern zunehmenden Genuss durch mehr Qualität und Bewusstheit mit dem Resultat einer gesteigerten Lebensqualität. Längst sind Prinzipien der Vollwerternährung maßgebend für Hochleitungssportler und längst empfehlen Ärzte, die sich nicht nur der „Ersatzteil- und Pillen-Medizin“, sondern dem ganzheitlichen Blick auf Krankheit und Gesundheit verschrieben haben, bewusste Ernährung als Grundsäule eines gesunden und glücklichen Lebens.

Gesunde Ernährung bedeutet auch nicht die strikte Ablehnung und Verweigerung von allem, was als „ungesund“ gilt. Wenn Sie mal Lust auf eine „Sünde“ haben, dann sündigen Sie bewusst, mit Spaß und Genuss. Worauf es ankommt ist nicht das Einhalten starrer Regeln, sondern eine ausgewogene Balance, eine Grundeinstellung, das Schaffen einer Basis von Bewusstheit und Gesundheit, die Freiräume lässt. Es geht, um wieder auf das Thema Zucker zu kommen, nicht um den Verzicht auf das gelegentliche Stück Schokolade oder die Tüte Eis, sondern darum, Schokolade oder Eis nicht zur gedankenlosen Gewohnheit oder gar zur Sucht werden zu lassen.

Zusammenfassung Schritt fünf:

- Seien Sie kreativ, probieren Sie neue Produkte, neue Rezepte, besuchen Sie vielleicht auch einmal ein Vollwert-Restaurant.
- Besorgen Sie sich ein gutes Vollwert-Kochbuch.
- Achten Sie auf die sieben Feinde gesunder Ernährung.
- Für jedes denaturierte Industrieprodukt gibt es eine natürliche und wertvolle Alternative.
- Lassen Sie sich Zeit. Überstürzen Sie nichts. Stellen Sie Schritt für Schritt, so wie es Ihnen und Ihrer Familie am Angenehmsten ist, auf vollwertige Ernährung um.

- Und vor allen Dingen: Die neue Ernährung muss Spaß machen. Eine „Sünde“ zwischendurch ist nicht so schlimm wie freudloser Zwang und Askese. Schuldgefühle und erhobener Zeigefinger haben in einer gesunden Ernährungsweise nichts verloren.
- Wenn Süßes, dann vor allem als Nachspeise in kleinen Mengen, nie auf nüchternen Magen oder als Zwischenmahlzeit.
- Wenn Sie Figurprobleme haben, gehen Sie auch sparsam mit Brot und Backwaren um, denn auch sie weisen einen hohen glykämischen Index auf.

Schritt sechs:
Den Standard halten

In Schritt sechs geht es darum, die Ziele, die wir in den ersten fünf Schritten erreicht haben, auf eine solide Basis zu stellen und auf Dauer zu halten. Ziehen Sie gelegentlich eine Zwischenbilanz. Wie viel Fabrikzucker essen Sie noch pro Tag? Schmecken Ihnen die übersüßen Produkte der Industrie überhaupt noch? Haben Sie Ihr Augenmerk nur auf Zucker gerichtet oder Ihre Ernährungsgewohnheiten im Allgemeinen modifiziert? Achten Sie auch auf andere Nahrungsmittel mit hohem glykämischen Index?

Wenn wir bewusst auf unsere Ernährung achten, werden wir feststellen, dass wir immer wieder Situationen erleben, in denen uns Süßwaren oder andere Nahrungsmittel angeboten werden, die wir eigentlich nicht mehr essen möchten, zum Beispiel bei Einladungen, auf Festen, in Restaurants, am Arbeitsplatz. Obwohl wir natürlich nicht den fanatischen Asketen spielen, sollten wir trotzdem nicht aus Höflichkeit essen, was wir eigentlich nicht wollen. Solche ständigen Verführungen bergen nämlich die Gefahr, dass wir unmerklich wieder in eine unbewusste Ernährungsweise abgleiten. Viele Menschen haben die Erfahrung gemacht, dass es beim Zucker ähnlich ist wie bei Alkohol und Tabak. Man kann eine ganze Zeit darauf verzichten, doch nach dem ersten Gläschen, der ersten Zigarette oder der ersten Schokolade sind alle guten Vorsätze dahin. Bei anderen unerwünschten Nahrungsmitteln, wie Weißmehlprodukten oder Fabrikfetten, besteht diese Gefahr kaum. Das Genussmittel Zucker jedoch kann solche Mechanismen auslösen. Nicht umsonst zählt es für viele Ernährungsfachleute zu den Stoffen, die Gewöhnung und Sucht erzeugen können.

Zu einer gesunden, bewussten Ernährungsweise gehört auch das Selbstbewusstsein, „Nein“ sagen zu können, wenn uns Dinge angeboten werden, die wir nicht mehr essen möchten. Auch in Geschäften und Restaurants ist es völlig in Ordnung, nachzufragen, ob in einem bestimmten Nahrungsmittel in der Vitrine oder auf der Speisekarte Zucker enthalten ist. Die Frage „Ist da Zucker drin?“ ist dem

Verkaufspersonal in vielen Läden mittlerweile geläufig, da immer mehr Menschen das süße Gift im Essen vermeiden wollen.

Die Grundprinzipien gesunder Ernährung

Wie schon im letzten Kapitel betont, ist gesunde Ernährung eine völlig individuelle Angelegenheit, die sich nicht in starre Regeln und Gebote zwängen lässt. Wer sich mit Vollwertkost auseinander setzt, wird aber immer wieder auf einige Grundprinzipien stoßen, die wir im folgenden Kasten kurz zusammenfassen wollen. Sie können als Anregung dienen auf Ihrem individuellen Weg zu gesünderer Ernährung.

- Vollwert-Mischkost besteht vorwiegend aus pflanzlichen Lebensmitteln. Getreide, Gemüse und Obst spielen eine große Rolle, aber auch Milch und Milchprodukte sowie Fisch und Fleisch bester Qualität. Eier und Wurst stehen nur gelegentlich auf dem Speiseplan.
- Von entscheidender Bedeutung ist die Qualität der Nahrungsmittel – Vollwertigkeit, Naturbelassenheit, Frische und geringstmögliche Schadstoffbelastung.
- Achten Sie besonders auf die sieben Hauptfeinde einer gesunden Ernährung.
- Eine ausgewogene Vollwert-Mischkost setzt sich zu 60 bis 70 Prozent aus gekochter, zu 30 bis 40 Prozent aus roher, unerhitzter Frischkost zusammen. Idealerweise wird Frischkost immer *vor* der warmen Hauptmahlzeit verzehrt. Eine ausschließliche Ernährung mit Rohkost ist allerdings nicht zu empfehlen.
- Die Zubereitung der Lebensmittel erfolgt so schonend wie nur möglich, um die Nähr- und Vitalstoffe in ihrem vollen Wert weitgehend zu erhalten.

Das Resultat einer ausgewogenen Vollwerternährung besteht darin, dass dem Körper alle lebens- und funktionswichtigen Grundbausteine der Nahrung und auch sämtliche Vitalstoffe in optimaler Menge und im richtigen Verhältnis zugeführt werden. Zugleich wird der Körper nicht durch Schadstoffe, unnötige Nahrungsmittel-Zusatzstoffe und andere nachteilige Stoffe belastet. So wird bessere Ernährung zu einer wichtigen Grundlage von Gesundheit und Wohlbefinden.

Wer sein Grundwissen über Ernährung vertiefen möchte, dem sei „Das neue Handbuch der gesunden Ernährung“ von Franz Binder und Josef Wahler empfohlen (siehe Literaturverzeichnis). Alphabetisch geordnet behandelt es in verständlicher Form alle Aspekte unserer täglichen Ernährung, ernährungswissenschaftliche und warenkundliche, ebenso wie medizinische und politisch-ökologische Gesichtspunkte.

Einige praktische Tipps

Gute und kreative Vollwertkochbücher gibt es mittlerweile in großer Zahl. Aus diesem Grund haben wir darauf verzichtet, in dieses Buch über Zucker auch eine Fülle von Rezepten aufzunehmen. Die folgenden Tipps sollen nur Grundlage und Anregung zum Experimentieren sein.

Auch für Menschen, die nicht gerne selbst backen, ist eine Getreidemühle eine lohnende Anschaffung. Für den kleinen Mahlbedarf gibt es im Naturkosthandel günstige Handmühlen. Der Grund, warum man sein Getreide selbst mahlen und nicht gemahlenes Getreide auf Vorrat kaufen sollte, liegt darin, dass die wichtigen Vitalstoffe im Getreide nach dem Mahlen rasch verloren gehen, wenn sie mit Luft in Berührung kommen. Wer eine Getreidemühle besitzt, kann sich zum Frühstück das beste und wertvollste Müsli der Welt zubereiten, einen Energie- und Vitalstoffspender besonderer Art.

Das beste Müsli der Welt

Pro Person einen bis zwei Esslöffel Weizen in der Getreidemühle grob schroten und mit einem Becher Joghurt verrühren. Zugedeckt über Nacht im Kühlschrank quellen lassen. Am nächsten Morgen mit einer zerdrückten Banane vermengen und nach Lust und Laune mit Nüssen, frischen Früchten oder Trockenfrüchten und Vanille zubereiten. Kein im Laden gekauftes Fertigmüsli reicht an diese Köstlichkeit aus frischem Getreide heran.

Desserts ganz ohne Fabrikzucker, Zuckeraustauschstoffe oder künstliche Süßstoffe lassen sich ohne viel Aufwand zaubern. Hier einige Ideen zum Ausprobieren, Variieren und Weiterexperimentieren:

Bananencreme ist ein Grundrezept für eine Reihe exzellenter Desserts, die ihre Süße nur aus dem natürlichen Zucker der Banane beziehen. Sie brauchen dafür zwei reife Bananen, einen Schuss Apfel-, Birnen- oder Quittensaft (oder etwas Sahne) und Vanillemark. Pürieren Sie die Bananen zusammen mit dem Saft oder der Sahne im Mixer und geben Sie die geriebene Vanille dazu. Nun lassen Sie Ihrer Phantasie freien Lauf. Geben Sie frische Früchte nach Wahl auf die Creme, rühren Sie gehackte Nüsse oder Mandeln unter, oder verarbeiten Sie die Creme im Mixer zu Milch-Shakes. Der Kreativität sind keine Grenzen gesetzt und das Ganze ist in kürzerer Zeit herzustellen als irgendein Päckchenpudding.

Erdbeerspeise: Pürieren Sie eine reife Banane mit einem Achtelliter Sahne im Mixer und gießen Sie die Mischung über die geschnittenen Erdbeeren. Dekorieren Sie die Erdbeerspeise mit einem Blatt frischer Minze.

Nussquark: Vermischen Sie 250 Gramm Quark mit zerkleinerten Datteln, Feigen und gehackten Nüssen. Schmecken Sie das Gemisch mit Zimt oder Vanille ab. Wenn Sie den Quark weglassen, können Sie aus den Datteln, Feigen und Nüssen eine hervorragende Füllung für Gebäck aus Vollkornmehl zubereiten.

Fruchtdesserts: Sie können aus allen möglichen Früchten Cremes und Quarkspeisen herstellen. Experimentieren Sie auch mit Joghurt und Kefir. Die handelsüblichen Fruchtjoghurts und auch viele andere Fertigdesserts lassen sich leicht selbst machen – sie schmecken nicht nur besser und frischer, sondern enthalten kein einziges Gramm Fabrikzucker und selbstverständlich auch keinerlei chemische Zusätze.

Limonaden lassen sich aus dem frisch gepressten Saft von Zitrusfrüchten und Mineralwasser problemlos und völlig ohne Fabrikzucker selbst zubereiten. An heißen Sommertagen gibt es nichts, das gesünder erfrischt. Ein Schuss Ahornsirup oder Agaven-Dicksaft sorgt, wenn gewünscht, für etwas Süße.

Zusammenfassung Schritt sechs:

- Stehen Sie zu Ihrer neuen Lebensweise. Sie ist nicht etwas, das Sie verschämt vor den „normalen" Leuten verstecken müssen. Ganz im Gegenteil, viele Menschen interessieren sich dafür und sind dankbar für jede Information, vor allem wenn sie Figurprobleme haben.
- Lassen Sie sich auch in Restaurants und beim Einkaufen nicht aus dem Konzept bringen. Fragen Sie nach dem Zuckergehalt und sagen Sie ruhig Nein, wenn Sie etwas nicht essen oder kaufen wollen. Ungesund leben aus Höflichkeit ist das Letzte, was Sie tun sollten.
- Hüten Sie sich vor einem Rückfall in gedankenlosen „Schlendrian". Alte Gewohnheiten sind rasch wieder eingefahren. Vor allem Zucker hat die Tendenz, Gewöhnung bis hin zur Sucht zu erzeugen.
- Vertiefen Sie Ihr Wissen über die Grundlagen gesunder Ernährung. Es gibt eine Reihe exzellenter, fundierter und engagierter Bücher.
- Denken Sie über die Anschaffung einer Getreidemühle nach. Frisch gemahlenes volles Korn ist unersetzbar.

Schritt sieben:
Zucker ade!

Was vor nicht allzu langer Zeit noch völlig unmöglich schien, ist jetzt auf ganz selbstverständliche Art in greifbare Nähe gerückt – der Verzicht auf Fabrikzucker. Viele, die in den ersten Schritten ihren Zuckerkonsum drastisch verringert haben, wollen nun auch den letzten Schritt wagen und kompromisslos auf null Zucker kommen. Nach den ersten sechs Schritten des Anti-Zucker-Programms stellten sie nämlich fest, dass ihre Geschmacksnerven eine allmähliche Veränderung durchgemacht hatten. Der übersüße Einheitsgeschmack von Süßwaren, Desserts und anderen Zuckerbomben wird auf einmal als unangenehm empfunden, als Dissonanz, die wie lästiger Lärm über das fein gestimmte Orchester der unzähligen subtilen Geschmacksnuancen hereinbricht, die wir durch den Verzicht auf das süße Genussmittel erschlossen haben. Was wir früher glaubten, nicht missen zu können, ist jetzt eine empfindliche Störung unseres Gaumens. Diese Entwöhnung vom künstlich süßen Geschmack beginnt schon nach einigen Tagen des „Zuckerentzugs".

Aber auch der Magen scheint sensibler geworden zu sein. Viele Leute, die ganz auf Fabrikzucker verzichten, berichten, dass sie das süße Gift nach einiger Zeit nicht mehr vertragen, dass ihnen das Stück Kuchen, das sie bei einer Einladung aus Höflichkeit (oder aus Neugierde, ob es noch schmeckt) gegessen haben, nicht mehr bekommt. Der Verbraucher, der täglich seine Riesenportion Fabrikzucker zu sich nimmt, ist so desensibilisiert, dass er die Wirkungen der süßen Bombe gar nicht mehr wahrnimmt. Gesunde, vollwertige Ernährung macht uns feinfühliger unserem eigenen Körper gegenüber, wir nehmen seine Signale besser wahr und befinden uns in größerem Einklang mit ihm. Harmonie mit unserer eigenen Natur ist ein wichtiger Schritt zu besserer Gesundheit. Wir können früher auf Warnsignale des Körpers (zum Beispiel, dass ihm Zucker nicht mehr bekommt) reagieren, anstatt zu warten, bis der Körper zum letzten Mittel greift, das ihm bleibt, um seine Ablehnung unserer schlechten Ernährungsgewohnheiten auszudrücken – zu Krankheitssymptomen. Diese kann auch die dumpfeste Unempfindlichkeit nicht mehr unterdrücken, doch wenn sie auftreten, ist es in vielen Fällen schon fünf nach zwölf.

Der letzte Schritt unseres Anti-Zucker-Programms ist gar nicht so radikal, wie es auf den ersten Blick scheinen mag. Für den Raucher zum Beispiel gibt es auch nur die Alternative, ganz auf seine „dampfenden Schnuller“ zu verzichten. Ein Zwischending zwischen Raucher und Nichtraucher gibt es nicht – auch der „Manchmal-Raucher“ ist ein Raucher. Zwar sind die Grenzen beim Zuckerkonsum nicht ganz so eindeutig, doch eine konsequente Vollwerternährung macht den Fabrikzucker ganz von selbst überflüssig. Viele schaffen den Übergang von Schritt sechs zu Schritt sieben ohne große Mühe, ja fast unmerklich. Irgendwann stellen sie fest, dass sie schon seit geraumer Zeit keinen Zucker mehr gegessen haben.

Wer nicht ganz auf das süße Genussmittel verzichten will, kann die Schritt sieben auch nur für eine gewisse Zeit praktizieren, als eine Art „Zuckerfasten“. Viele Ärzte und Ernährungsfachleute empfehlen übrigens einmal jährlich ein Entschlackungsfasten, damit die Gifte unserer „inneren Umweltverschmutzung“ wenigstens teilweise aus dem Körper ausgeschieden werden.

Schritt sieben des Anti-Zucker-Programms spart außerdem eine Menge Rechenarbeit. Wer sich vorgenommen hat, täglich nur 15 oder 20 Gramm Zucker zu sich zu nehmen, muss ständig auf der Hut sein, dass sich sein Limit nicht grammweise ausdehnt und er irgendwann wieder in alten Gewohnheitsmustern feststeckt. Wer hingegen konsequent auf Zucker verzichtet, läuft nicht Gefahr, dass gelegentliche Ausflüge ins Wunderland der süßen Verführung seine selbst gesteckten Ziele unterwandern. Ein Blick auf die Zutatenliste genügt. Findet sich Zucker in irgendeiner Form darauf, wandert das Produkt zurück ins Regal.

Natürlich erfordert Schritt sieben den Mut, auch bei Einladungen das Dessert höflich abzulehnen, aber ein paar klärende Worte bringen nicht nur Verständnis, sondern wecken auch Interesse an der zuckerlosen Lebensweise.

Zusammenfassung Schritt sieben:

- Konsequent keinen Fabrikzucker mehr essen. Dann können Sie den Werbespruch der Zuckerindustrie, mit dem wir dieses Buch begonnen haben, locker kontern: Statt „*Ohne Zucker iss nich*'" heißt es dann: „*Ohne Zucker iss gesünder*".

Literaturverzeichnis

Abrahamson, E. M., Pezet, A. W.: *Body, Mind and Sugar*, New York: Avon Books, 1951

Acta med. scand. Suppl.: „Intestinal Metabolism of Fructose/Aspects of Fructose Metabolism", in: *Normal Man / Metabolic Effects of Dietary Fructose in Insulin Dependent Diabetes of Adults*

Arbeitsgemeinschaft der Verbraucher (AgV): *Schadstoff Zucker – Verbraucherrundschau*, Bonn: o. J.

Arbeitsgemeinschaft der Verbraucher (AgV): Zucker, Zuckeraustauschstoffe, Süßstoffe in unserer Ernährung, Bonn, 1977

Arndt, Fritz: „Zucker aus dem Sack", in: *ÖKO-TEST* Nr. 12, 1986

Ashley, Richard and Duggal, Heidi: *Dictionary of Nutrition*, New York: Pocket Books, 1975

Bajusz, Eörs: *Herz-Kreislauf-Erkrankungen und Ernährung*, München: Bayerischer Landwirtschaftsverlag, 1967

Bartsch, Norbert, Feser, Herbert und Kunze, Michael: *Zucker – Konsum und Missbrauch*, Ulm: Süddeutsche Verlagsgesellschaft, 1984

Beachey, R. W.: *The British West Indies Sugar Industry in the late 19th Century*, Oxford, 1957

Beckmann, Kurt: *Das Säurebasengleichgewicht und seine Bedeutung für die Therapie*, Halle: Marhold, 1931

Bielefeld, Jochen: „Kanadas süßes Gold", in: *Neuform Kurier* Nr. 11, 1984

Binder, Franz und Wahler, Josef: *Das neue Handbuch der gesunden Ernährung*, München: Deutscher Taschenbuch-Verlag, 2002

Binder, Franz und Wahler, Josef: *Das übergewichtige Kind*, München: Heyne, 1993

Binder, Franz und Wahler, Josef: *Salz – nein Danke*, München, 1989

Binder, Franz: *Der Heyne Naturkostführer*, München: Heyne, 1990

Bircher-Benner, Max: *Ernährungskrankheiten in gemeinverständlicher Darstellung*, Zürich: Wendepunktverlag, 1928

Blüchel, K.G.: *Heilen verboten, töten erlaubt – die organisierte Kriminalität im Gesundheitswesen,* München: Bertelsmann, 2003

Bommer, Sigwald: Die Gabe der Demeter: *Die Geschichte der griechischen und römischen Ernährung,* Krailing b. München: H. G. Müller, 1961

Bourne, Geoffrey (Hrsg.): *Some Special Aspects of Nutrition,* Basel: Karger, 1979

Braunmühl, Anton v.: *Insulinschock und Heilkrampf,* Stuttgart: Wissenschaftliche Verlagsgesellschaft, 1947

Braunsteiner / Sandhofer / Sailer: *Heutiger Stand der Arteriosklerose aus der Sicht des Klinikers,* Innsbruck, o. J.

Bruker, Max O.: *Diabetes und seine biologische Behandlung,* Lahnstein: emu-Verlag, 1991

Bruker, Max O.: *Ernährungsbehandlung bei Leber-, Galle-, Magen- und Darmerkrankung,* Hopferau: Bioverlag Gesundleben, 1983

Bruker, Max O.: „Fehlernährung = Zuckerkrankheit", in: *Der Gesundheitsberater* Nr. 11, 1986

Bruker, Max O.: „Gebissverfall und Fehlernährung", in: *Der Gesundheitsberater* Nr. 9/10, 1986

Bruker, Max O.: *Idealgewicht ohne Hungerkur,* Dreieich: Bioverlag Gesundleben, 1981

Bruker, Max O.: *Krank durch Zucker,* Bad Homburg: Helfer-Verlag Schwabe, 1984

Bruker, Max O.: *Rheuma-Ischias-Arthritis-Arthrose,* St. Georgen: Schnitzer, 1980

Bruker, Max O.: *Stuhlverstopfung,* St. Georgen: Schnitzer, 1975

Bruker, Max O.: *Unser täglich Brot und der Zucker als Hauptursache für die modernen Zivilisationskrankheiten,* Feucht: Verlag Gesundheit und Lebensschutz, 1968

Bruker, Max O.: *Unsere Nahrung – unser Schicksal,* Lahnstein: emu-Verlag, 1987

Bruker, Max O.: *Vorsicht Fluor_324,* Lahnstein: emu-Verlag, 1987

Bundesverb. der diätetischen Lebensmittelindustrie e. V. (Hrsg.): *Grüne Liste 1986,* Aulendorf, 1986

Bundeszentrale für gesundheitliche Aufklärung: *Ess-Geschichten,* Köln: BZgA, 1993

Buttlar, Johannes v.: *Die biologische Chance,* München: Mosaik-Verlag, 1981

Caspary, F.: *Resorption von Kohlenhydraten und Proteinen im Dünndarm unter normalen und krankhaften Bedingungen,* Stuttgart, 1975

Centrale Marketinggesellschaft der deutschen Agrarwirtschaft (CMA): *Die Zucker-Story*, Bonn, o.J.

Centrale Marketinggesellschaft der deutschen Agrarwirtschaft (CMA): *Der Zucker*, Bonn, o.J.

Cohen, A. M.: *Effect of Sucrose Feeding on Glucose Tolerance*, Jerusalem: o. J.

Cölle, Eberhard: „Immer wieder Zucker", in: *Zeitschrift »N+G«*, o. J.

Cooper, Kenneth H.: *Die neuen Gesundmacher Antioxidantien*, München: Deutscher Taschenbuch-Verlag, 1997

Cords/Hamml: „Ernährung und Bewegung – sinnvoll aufeinander abgestimmt", in: *Herz, Sport und Gesundheit* Nr. 1, 1986

Cremer, Hans-Diedrich und Heyde, Werner: *Die Bedeutung der Dextrose in Prophylaxe und Therapie*, Hamburg: Behr, 1960

Dahlquist, Arne: *Intestinal Absorption of Sucrose*, Stockholm: o. J.

Der Minister für Arbeit, Gesundheit und Soziales des Landes Nordrhein-Westfalen (Hrsg.): *Zucker*, Broschüre. Düsseldorf, o. J.

Dimper, Manfred: *Kennwort Lebensmittel*, Bonn: AID, 1979

Deutsche Gesellschaft für Ernährung: *Ernährungsbericht 1980/1984/1988/1992/1996/2000*, Frankfurt am Main: Henrich

Deutsche Gesellschaft für Ernährung: *Material zum Ernährungsbericht*, Frankfurt am Main: Henrich, 1984

Dietrich, M.: „Infektionen des Dünndarms", in: Der kranke Dünndarm, Baden-Baden: Witzstrock, 1978

Domagk, Götz; Eisenburg, Josef und Kramer, Kurt: *Ernährung, Verdauung, Intermediärstoffwechsel*, München: Urban und Schwarzenberg, 1972

Draper, Harold H. (Hrsg.): *Advances in Nutritional Research*, Vol. I, New York: Plenum Pub Corp., 1977

Dreßler, Hermann und Olbrich, Hubert (Hrsg.): *Disputation von 1698 über den Zucker von Johannes Adam Höcher*, Berlin: Institut für Zuckerindustrie, 1975

Dreßler, Hermann und Olbrich, Hubert (Hrsg.): *Natürliche und medizinische Geschichte des Zuckers*, Medizinische Inauguraldissertation aus dem Jahre 1701 des Johannes Elias Maederjan, Berlin: Institut für Zuckerindustrie, 1974

Dreßler, Hermann und Olbrich, Hubert (Hrsg.): *Über das Zuckerrohr, Heilkundliche Inauguraldissertation aus dem Jahre 1719 des Johannes Andreas Rohr*, Berlin: Institut für Zuckerindustrie, 1973

Dufty, William F.: *Sugar Blues*, New York: Warner Books, 1975

Dussik, Karl Theo: *Zentralnervensystem und Sauerstoffmangelbelastung*, Wien: Maudrich, 1949

Efendic u.a. (Hrsg.): *Studies on Low Insulin Responders*, Stockholm, 1979

Eggermont, E.: *The Biochemical Defects in Sucrose Intolerance*, Louvain, 1968

Eimler/Kleinschmidt: „Tierische Geschäfte“, in: *Natur* Nr. 2, 1987

Facius, Walter: *Handbuch der Nährwert-Kontrolle*, Köln: Heymann, 1968

Fischer, Claudia und Reinold: *So essen Sie ungefährdet*, München: Heyne, 1986

Frazier, Claude A.: *Psychosomatic Aspects of Allergy*, New York: Van Nostrand Reinhold, 1977

Gabel, Werner: *Gift auf dem Tisch?*, Herford: Nicolaische Verlagsbuchhandlung, 1973

Gebhardt, H.: „Das Blutzuckerverhalten bei sportlicher Belastung“, in: *Physiologie und Biochemie der Nahrungsbestandteile*, Oxford, 1966

Gesellschaft für Gesundheitsberatung e. V.: *Videoproduktion Vollkorn*, Lahnstein, 1985

Gesellschaft für Gesundheitsberatung e.V.: *Videoproduktion Süß und gefährlich*, Lahnhöhe, 1986

Gesellschaft für Naturheilkunde Deutschland e. V.: *Textbuch zum Video Zucker, die süße Droge*, München, 1984

Gesellschaft für Naturheilkunde Deutschland e. V.: *Videoproduktion: Der Zuckerfilm*, Deutsche Fassung, München, 1989

Glatzel, Hans: *Verhaltensphysiologie der Ernährung*, München: Urban und Schwarzenberg, 1973

Glatzel, Hans u.a.: *Die Ernährung des gesunden und kranken Menschen*, Wiesbaden: Behr, 1959

Greither, Otto: *Gesund durch dich selbst*, München: Desch, 1961

Haller, Albert von: *Gesund und leistungsfähig durch richtige Ernährung*, München: Goldmann, 1969

Haller, Albert von: *Gefährdete Menschheit*, Stuttgart: Hippokrates-Verlag, 1956

Halter, Hans: *Das Große ADAC Gesundheitsbuch*, München: Mosaik-Verlag, 1982

Hamm, Michael: „Geschmack lässt sich trainieren“, in: *Neuform Kurier* Nr. 2, 1987

Hartmann, G.: „Möglichkeiten der Laboratoriumsdiagnose bei Atherosklerose", in: *Nutritio et Dieta*, Basel, 1969

Hau, Theodor, F. (Hrsg.): *Psychosomatische Medizin*, München: Verlag für Angewandte Wissenschaft, 1986

Hauschka, Rudolf: *Ernährungslehre*, Frankfurt a. M.: Klostermann, 1979

Hauser, Gayelord: *Bleibe jung, lebe länger*, Bern: Scherz, 1981

Hauss, Werner Heinrich: *Über Entstehung und Verhütung der Arteriosklerose.* Köln: Westdeutscher Verlag, 1970

Heimann, Werner: *Grundzüge der Lebensmittelchemie*, Dresden: Steinkopff, 1972

Heitkamp, Klaus: „Pro und Kontra Honig", in: *Schriften zu Oecotrophologie* Nr. 3, 1984

Holthöfer, Hugo u.a.: *Deutsches Lebensmittelrecht,* Köln: Heymann, Loseblattausgabe o. J.

Hötzel, Dieter: *Kleine Ernährungslehre*, Baltmannsweiler: Burgbücherei Schneider, 1976

Hypoglycemia: *Proceedings of the European Symposium Rome,* Stuttgart, 1976

IME: *Fragen und Antworten zum Zucker,* Frankfurt: IME, 1986

Imfeld, Al: *Zucker*, Zürich: Unionsverlag, 1986

Internationale Süßstoff-Information. November 1986

Jahnke, Karl u.a.: *Muskelstoffwechsel, körperliche Leistungsfähigkeit und Diabetus mellitus,* Stuttgart: Schattauer, 1977

Jarrett, R. J. (Hrsg.): *Nutrition and Disease*, London, o. J.

Kasper, Heinrich: *Ernährungsmedizin und Diätetik*, München: Urban und Schwarzenberg, 1980

Katalyse Umweltgruppe (Hrsg.): *Chemie in Lebensmitteln*, Frankfurt a. M.: Zweitausendundeins, 1982

Katalyse Umweltgruppe (Hrsg.): *Was wir alles schlucken*, Reinbek b. Hamburg: Rowohlt, 1985

Kenton, Leslie und Susannah: *Kraftquelle Rohkost*, München: Heyne, 1987

Keul, Joseph, Doll, Erich und Kepler, Dietrich: *Muskelstoffwechsel*, München: J. A. Barth, 1969

Kleine, Hugo, O.: *Gesunde Kost - gesunder Mensch*, Krailling b. München: H. G. Müller, 1962

Klingholz, Reiner: „Waffen des Körpers“, in: *Zeit-Magazin* Nr. 47, 1986

Koch/Strauß: „Diabetes – Berechnetes Leben“, in: *Bild der Wissenschaft* Nr. 6, 1976

Koelbel, H.: *Sportart & Ernährung*, Sonderdruck der Koelbel-Trainingsforschung, Hannover: Koelbel-Trainingsforschung, 1987

Kollath, Werner: *Zivilisationsbedingte Krankheiten und Todesursachen,* Ulm: Haug, 1962

Kollath, Werner: *Die Ordnung unserer Nahrung*, Stuttgart: Hippokrates-Verlag, 1955

Krusen, Felix: *Iss und lebe*, München: Olzog, 1985

Kulmer, S. und R.: „Experimentelle Gingivitis und isolierte Kohlehydrate“, in: *Österreichische Zeitschrift für Stomatologie*, Oktober 1982

Külz, E.: *Beitrag zur Pathologie und Therapie des Diabetes mellitus,* Marburg, 1974

Landgraf, Rüdiger: *Untersuchungen über Kinetik und Steuerungsmechanismus der Insulinsekretion,* Stuttgart: Thieme, 1975

Lang, Konrad: *Biochemie der Ernährung*, Darmstadt: Steinkopff, 1979

Launer, Ekkehard: *Zum Beispiel Zucker*, Göttingen: Lamuv, 1998

Linden, Wilhelm zur: *Geburt und Kindheit*, Frankfurt a. Main: Klostermann, 1982

Ljunggren, H.: *Studies on Body Composition*, Kopenhagen, 1957

Lüpke, B.: „Wer richtig trinkt, schwimmt länger oben“, in: *Stern* Nr. 18, 1986

Malefijt, M.: „Hypoglykämie“, in: *Orthomolekular* Nr. 4, 1986

Maussner/Roehl: „Zuckerfreie Zone“, in: *Natur* Nr. 12, 1986

McCann, Alfred W.: *Kultursiechtum und Säuretod*, Dresden: E. Pahl, 1923

Menden, Erich und Cremer, Hans-Diedrich: *Über das Problem der Nährwertaufbesserung unter besonderer Berücksichtigung der »Anreicherung« von Nahrungsmitteln,* Wiesbaden: Behr, 1959

Menninger, Dieter und Gülicher, Gottfried: *Essen wir uns krank*, München: Humboldt-Taschenbuchverlag, 1972

Mihailescu, Gisela und Andreas: *Zivilisation und Gesundheit*, München: Biblio-Verlag, 1981

Mindell, Earl: *Die Vitamin-Bibel*, München: Heyne, 1986

Mohler, Hermann: *Die Cholesterin-Neurose*, Frankfurt a. Main: Sauerländer, 1978

Mohr, Klaus: „Das Hypoglykämie-Syndrom“, in: *Reform-Rundschau* Nr. 11, 1986

Momma, E.: *Ernährungserziehung durch zeitgemäße Haushaltslehre*, Sonderdruck: Gesundes Leben durch richtige Ernährung, Bonn: Bundesvereinigung f. Gesundheitserziehung e. V., 1974

Montignac, Michel: *Essen gehen und dabei abnehmen*, München: Deutscher Taschenbuch-Verlag, 1995

Müller, K. D.: „Für eine Revision des Ernährungsverhaltens von Schülern“, in: *Scholle* Nr. 50, 1982

Münzing-Rueff, Ingeborg: *So heilt natürliche Nahrung*, München: Heyne, 1985

Nagel, Annette: „Zur Verbesserung der Ernährungssituation von Kindern und Jugendlichen“, in: *Ernährungslehre und Praxis* Nr. 6, 1986

Nikkilä / Huttunen (Hrsg.): *Clinical and Metabolic Aspects of Fructose*, Stockholm, 1972

O. Autor: „Damit Ihr Kind sich wohl fühlt“, in: *Neuform Kurier* Nr. 9, 1986

O. Autor: „Die Lust am Zucker“, in: *Zeit für Dich* Nr. 50, 1984

O. Autor: „Ernährung und Atherosklerose“, in: *Nutritio et Dieta*, Basel, 1969

O. Autor: „Fettsüchtige Kinder sind öfter krank“, in: *HP-Kurier* Nr. 1, 1987

O. Autor: „Honig, die reine Natur?“ in: *ÖKO-TEST* Nr. 2, 1987

O. Autor: „Über Hypoglykämie-Zeichen“, in: *Diabetes Journal* Nr. 6, 1981

O. Autor: „Von Zucker und Zähnen“, in: *Natur* Nr. 11, 1983

O. Autor: „Warenkunde Zucker“, in: *Schrot und Korn* Nr. 3, 1987

O. Autor: „Wir essen zuviel Zucker“, in: *Blitztip* Nr. 4, 1986

O. Autor: „Zucker in Lebensmitteln“, in: *Stiftung Warentest* Nr. 11, 1986

O. Autor: „Zucker liebt Abwechslung“, in: *W&V* Nr. 31, 1983

O. Autor: „Zucker, Luxus der Könige“, in: *Spiegel* Nr. 10, 1986

O. Autor: „Zucker“, Verlagsbeilage in: *Journalist*, 1982

O. Autor: „Zuckeraustauschstoffe, in: *Der Verbraucher* Nr. 3, 1979

O. Autor: „Zuckerbrühe“, in: *Natur* Nr. 2, 1986

Pachtmann, J.: „Die Zuckerkrankheit“, in: *Wochenspiegel* Nr. 10, 1985

Packard, Vance: *Die geheimen Verführer*, Frankfurt a. Main: Ullstein, 1982

Parrot, J. (Hrsg.): *Metabolisme Glucidique et sa Regulation*, Paris, 1973

Pflugfelder, Gottlob: *Psychologische Untersuchungen über Bewußtseinsveränderungen in der Insulinkur,* Basel: Karger, 1951

Philippeit, Ute: „Die raffinierte Verführung“, in: *Natur* Nr. 12, 1986

Philippeit, Ute: *Weniger Chemie im Kochtopf,* Reinbek b. Hamburg: Rowohlt, 1985

Philpott, William: *Brain Allergies,* New Canaan: McGraw-Hill, 1980

Priewe, Jens: „Käufliche Wissenschaft“, in: *Natur* Nr. 2, 1984

Proeil, Friedrich: *Zahnaufbau und Zahnverfall in Abhängigkeit von der Ernährung,* Leipzig, 1956

Przygodda, Karl: *Die Krebsgefahr und unser täglich Brot,* Berlin: Tormann, 1950

Putz, Marcel: „Zuckersüß ins Verderben“, in: *Medizin heute* Nr. 7, 1986

Reckeweg, Hans-Heinrich: *Schweinefleisch und Gesundheit,* Baden-Baden: Aurelia-Verlag, 1977

Reckman, Piet: *Rohr - die Geschichte des Zuckers,* Stein b. Nürnberg: Laetare-Verlag, 1970

Reichl, Drago: *Über den Transport höherer Fettsäuren im Organismus und deren Regulation,* Jena: VEB G. Fischer, 1962

Renzenbrink, Udo: *Ernährung unserer Kinder,* Stuttgart: Verlag Freies Geistesleben, 1984

Report of the West Indian Sugar Commission, London, 1930

Riha, O.: *Die Anfänge der böhmischen Zuckerfabrikation,* Prag, 1976

Ritchie, Carson I. A.: *Food in Civilization,* New York: Beaufort Books, Inc., 1981

Ritzel, Günther und Brubacher, Georg: *Definierte Monosaccharide und Zuckeralkohole in Ernährung, Therapie und Diätetik,* Bern: Huber, 1976

Rohs, Andrea und Wahler, Josef: *Wasserstoff, das gesunde Element.* Kirchzarten: VAK, 2003

Sandler / Boune (Hrsg.): *Atherosclerosis and Its Origin,* New York, 1963

Schenck, Ernst Günther und Mellinghoff, Karl: *Der Diabetes Mellitus als Volkskrankheit und seine Beziehung zur Ernährung,* Darmstadt: Steinkopff, 1960

Schmidt, Hans-Heinrich und Heine, Horst: *Arterielle Durchblutungsstörungen, Aortenbogensyndrom und ischämische Herzkrankheit,* Berlin: Akademie-Verlag, 1980

Schneider, Lothar: *Strukturwandlungen der Ernährung,* Köln: Bundesausschuss f. Volkswirtschaftliche Aufklärung e. V., 1964

Schumann, Heinrich: *Der Muskelstoffwechsel des Herzens seine Physiologie, Pathologie und Klinik,* Darmstadt: Steinkopff, 1950

Schwab, Günter: *Der Tanz mit dem Teufel,* Hameln: Sponholtz, 1979

Sewering, Karl: *Zuckerindustrie und Zuckerhandel in Deutschland,* Stuttgart: Poeschel, 1933

Shmerling, D. H. (Hrsg.): *Modern Problems in Pediatrics, Intestinal Absorption and Malabsorption,* Basel, 1968

Simonsohn, Barbara: *Stevia, sündhaft süß und urgesund,* Aitrang: Windpferd, 1999

Sipple, Horace: *Sugars in Nutrition,* New York: Academic Press, 1974

Skobranek, Horst: *Blickpunkt Ernährung,* München: Lexika-Verlag, 1985

Sloman, Ricardo: *Strahlende Jugend, wie sie sein könnte, wenn ...* , Hamburg: Verlag d. Gemeinnützigen Schutzdienstes f. Volksgesundheit e. V., 1954

Somogyi, Johann C. (Hrsg.): *Ernährung und Atherosklerose,* Basel: Karger, 1969

Somogyi, Johan C. (Hrsg): *Zusammenhang zwischen Ernährung und Zahnkaries,* Basel: Karger, 1964

Souci, Siegfried W.: *Die Zusammensetzung der Lebensmittel,* Stuttgart: Wissenschaftliche Verlagsgesellschaft, 1986

Speichert, Horst: *Süße Sachen,* Reinbek b. Hamburg: Rowohlt, 1982

Statistisches Bundesamt Deutschland (Hrsg.): *Statistisches Jahrbuch 1980,* Wiesbaden, 1980

Steward, Leighton H.: *Zucker-Knacker,* München: Goldmann, 1999

Strandeli, Birger: *On the Influence of Exercise on the Blood Sugar,* Stockholm, 1934

Tarnowski, W.: „Mahlzeitenessen gegenüber kontinuierlicher Nahrungsaufnahme“, in: *Nutritio et Dieta,* Vol. 11. Basel, 1969

Tietze, Henry: *Das Essen,* Hannover: Fackelträger-Verlag, 1978

Till, Thomas: *Nahrung und Gebissverfall,* Wien: Maudrich, 1972

Tobin, Richard B. and Mehlmann, Myron, A.: *Advances in Modern Human Nutrition,* New York: Chem-Orbital, 1980

Trunit, Gisela und Lobitz, Rüdiger: *Zucker, Sirupe, Honig, Zuckeraustauschstoffe, Süßstoffe in unserer Ernährung,* Bonn: AID, 1987

United Nations Sugar Conference: *TD/Sugar* 8/6, New York, 1974

Verbraucherzentrale Niedersachsen e.V.: *Alles was süß macht*, Hannover, 1986

Verein der Zuckerindustrie: *Festschrift zum 125. Jubiläum*, Bonn, 1975

Voggenreiter-Degkwitz, Brigitte: *Honig ist nicht nur süß*, München: Verlag Ernährung und Gesundheit, 1987

Voggenreiter-Degkwitz, Brigitte und Kuby, Clemens: *Tofu: Essen mit Zukunft*, München: Verlag Ernährung und Gesundheit, 1988

Wahlberg, Fredrik: *Intravenous Glucose Tolerance*, Stockholm, 1966

Wedekind, Carl Hermann.: *Arterienverkalkung und Fettleibigkeit*, Bad Kissingen: Levin, 1932

Wiedenroth, Henning: *Der Zuckermarkt*, Bonn: AID, 1987

Wirtschaftliche Vereinigung Zucker e.V.: *Zahlen, Fakten, Tendenzen*, Bonn, 1986

Wirtschaftlichen Vereinigung Zucker e. V.: *Bewertung der Gesundheitsaspekte von Zucker*, Bonn, o. J.

Wolff, Günther: *Zucker, Zuckerkrankheit und Insulin,* Remscheid, 1955

Yudkin, John: *Süß, aber gefährlich*, Hopferau: Bioverlag Gesundleben, 1982

Ziegler, Eugen: „Psychische und physiologische Auswirkungen des übermäßigen Zuckerkonsums", in: *Neue Züricher Zeitung*, Juni 1986

Zipfel, Walter: *Kommentar zum Lebensmittelrecht*, München: Beck, 1986

Zöllner/Heuckenkamp (Hrsg): *Zucker und Zuckeraustauschstoffe*, Basel: Karger, 1975

Über die Autoren

Franz Binder, Jahrgang 1952, lebt und arbeitet in München als freier Schriftsteller, Journalist und Grafiker. Bisher veröffentlichte er bei verschiedenen Verlagen über 20 Bücher in den Bereichen Belletristik und Sachbuch.

Josef Wahler, Jahrgang 1954, ist staatlich geprüfter Lebensmittelchemiker in München. Neben langjährigem Engagement in der öffentlichen Ernährungs- und Gesundheitsberatung mit zahlreichen Veröffentlichungen ist er als Gutachter, Marketing- und Unternehmensberater tätig.

Von dem Autorenteam Franz Binder und Josef Wahler ist in verschiedenen Verlagen eine Reihe Bücher über gesunde, bewusste Ernährung erschienen, unter anderem *Das neue Handbuch der gesunden Ernährung, Das übergewichtige Kind, Bewußt essen* und *Zuckerblocker.*